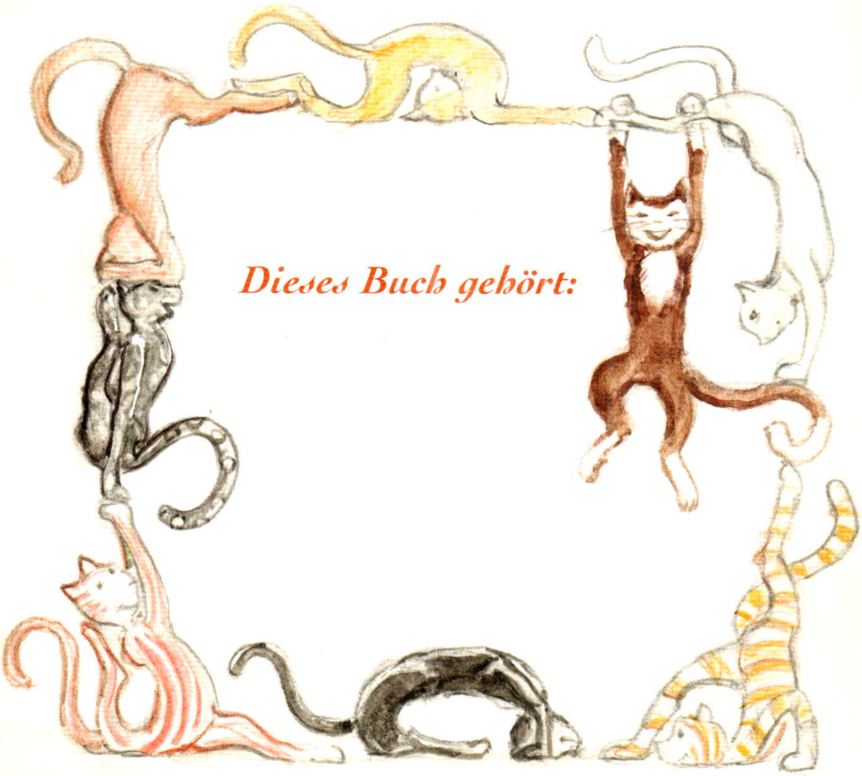

Dieses Buch gehört:

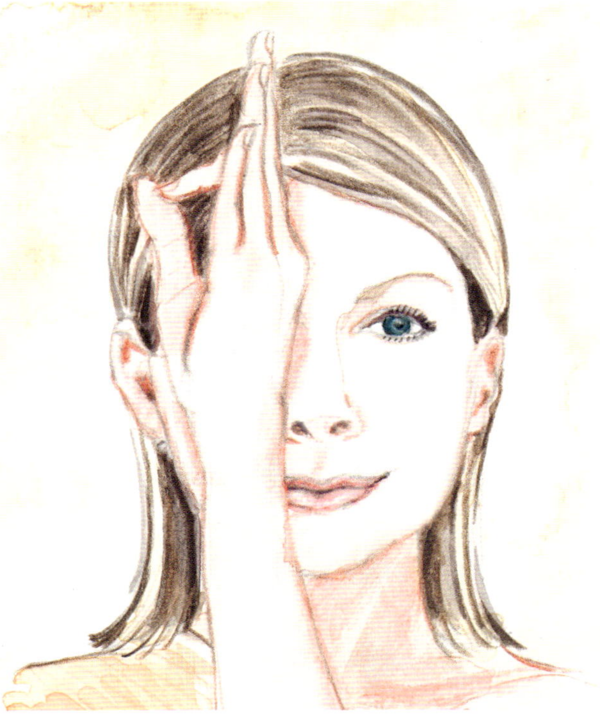

Ursula Karven ist Schauspielerin und wurde in Ulm geboren. Als sie klein war, hat sie immer Stunden gebraucht, um von der Schule nach Hause zu kommen. Dabei war ihr Schulweg eigentlich ziemlich kurz. Sie vergaß bloß oft die Zeit, trödelte oder träumte. Zum Glück macht sie seit vielen Jahren Yoga und ist heute ein bisschen konzentrierter. Sonst hätte sie womöglich ganz vergessen, diese Geschichte aufzuschreiben, die ihr schon lange im Kopf herumspukt. «Sina & die Yogakatze» ist Ursulas erstes von drei Kinderbüchern. Eins für Erwachsene hat sie schon geschrieben, das heißt «Yoga für die Seele». Aber hauptsächlich ist Ursula Mutter von drei Kindern. Ihr Sohn Daniel lebt im Himmel. Mit ihren anderen beiden Jungs, Christopher und Liam, und ihrem Mann James Veres lebt sie auf Mallorca. Bei ihnen wohnen noch zwei Hunde, ein Hase und ein Schaf. Ursula liebt nämlich Tiere, wisst ihr!

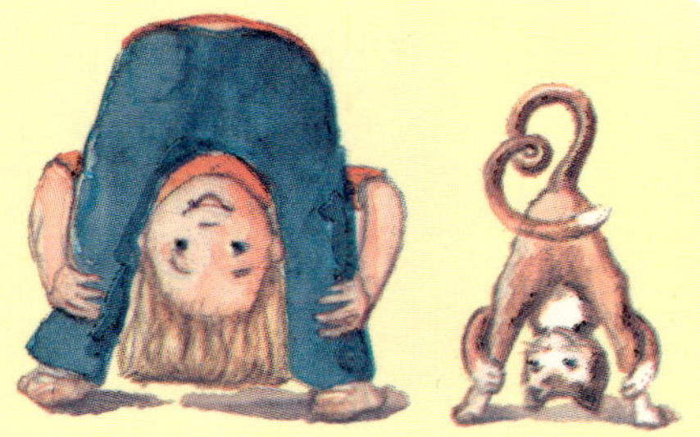

Illustrationen von *Axel Raatz*

Ursula Karven

Sina und die Yogakatze

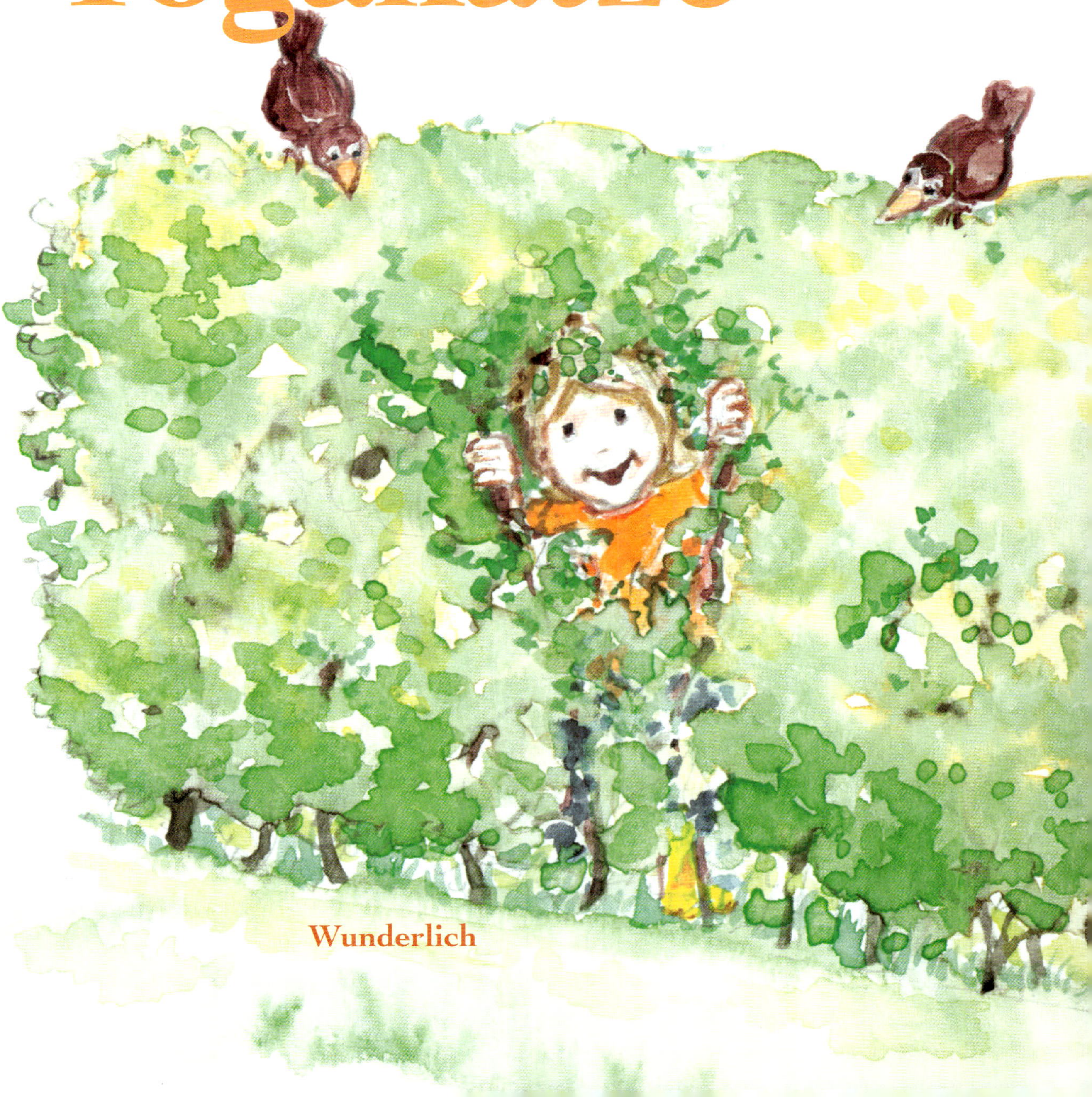

Wunderlich

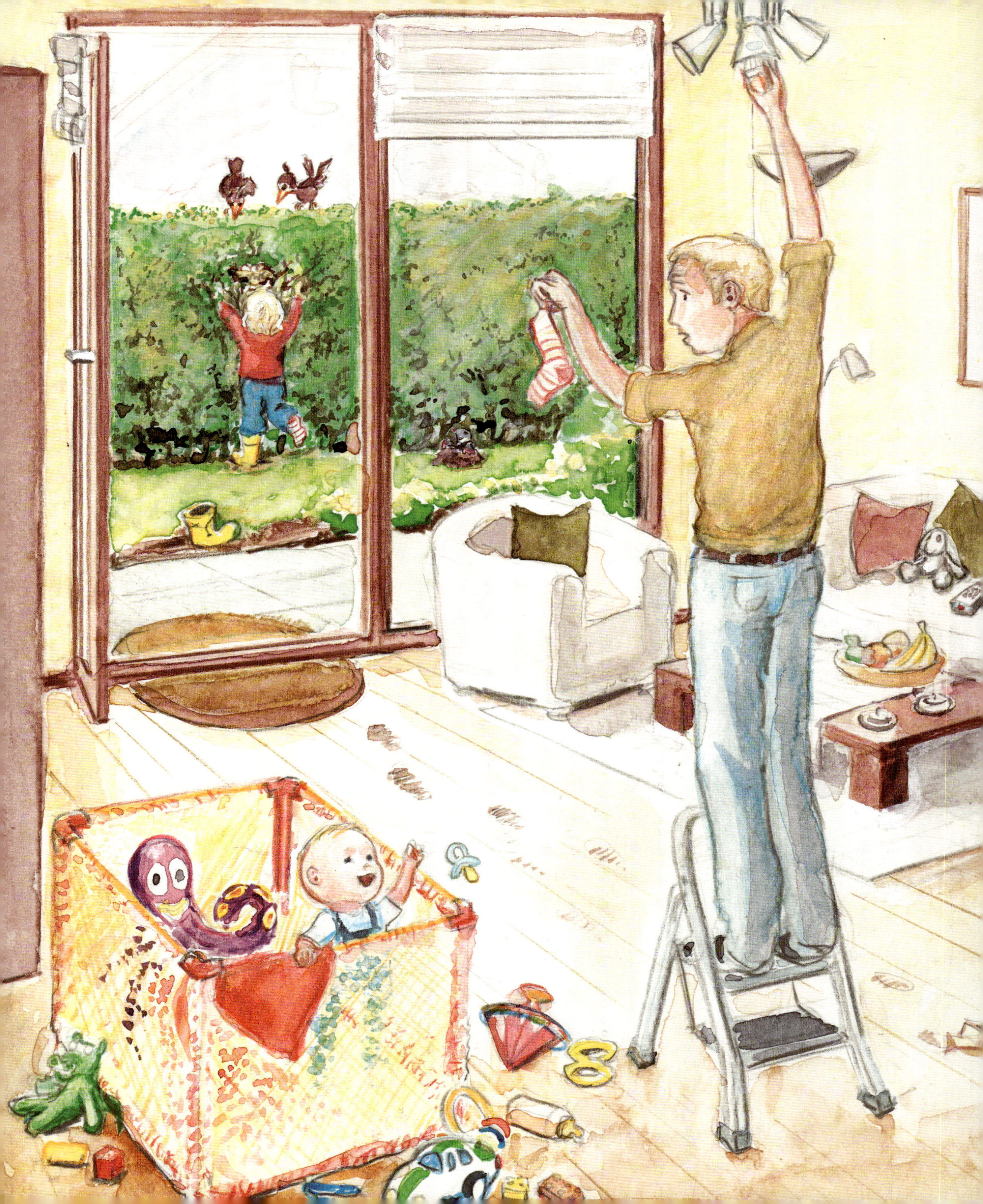

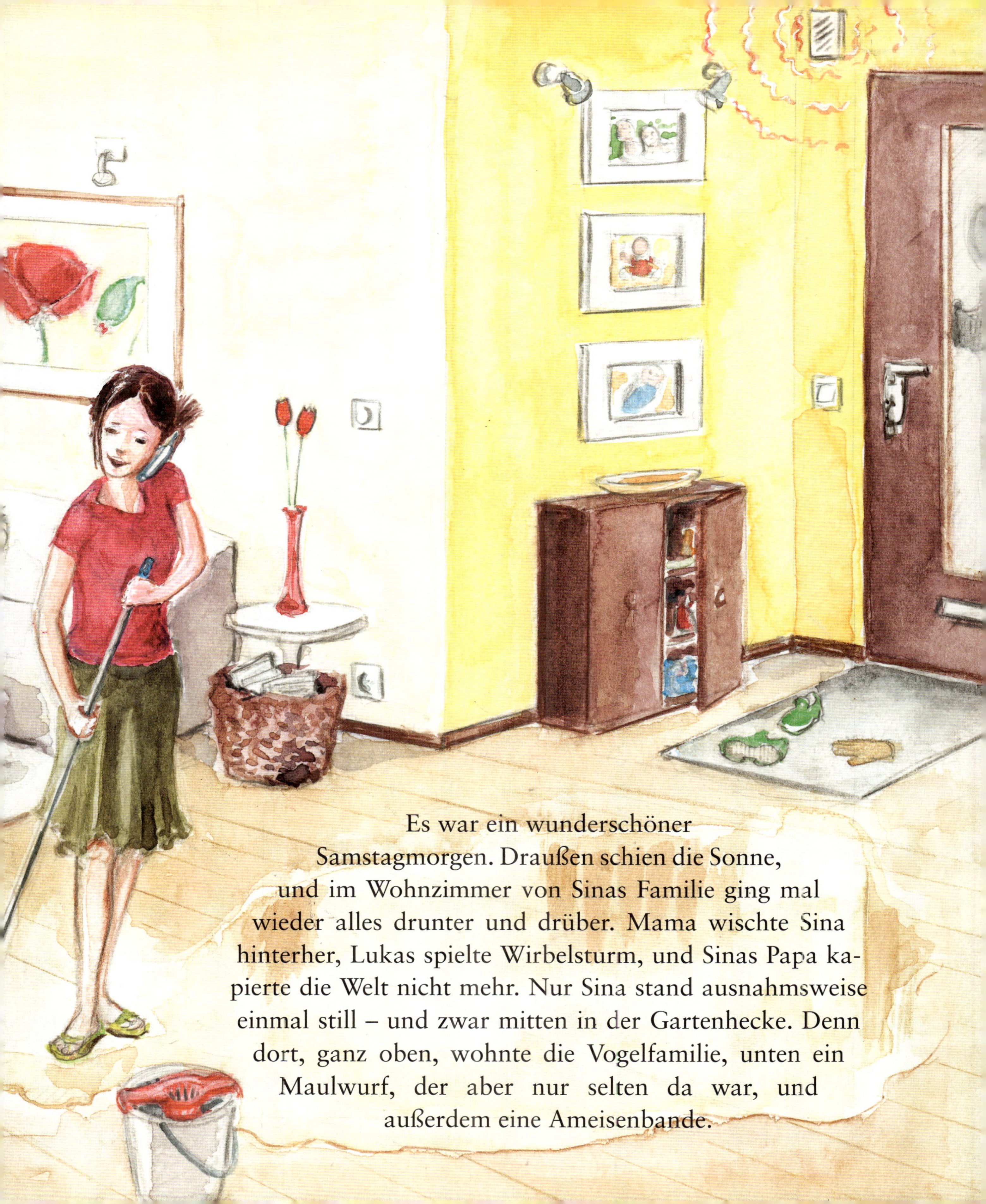

Es war ein wunderschöner Samstagmorgen. Draußen schien die Sonne, und im Wohnzimmer von Sinas Familie ging mal wieder alles drunter und drüber. Mama wischte Sina hinterher, Lukas spielte Wirbelsturm, und Sinas Papa kapierte die Welt nicht mehr. Nur Sina stand ausnahmsweise einmal still – und zwar mitten in der Gartenhecke. Denn dort, ganz oben, wohnte die Vogelfamilie, unten ein Maulwurf, der aber nur selten da war, und außerdem eine Ameisenbande.

Da klingelte es an der Tür. Es war die Nachbarin. «Ich muss dringend verreisen», stammelte sie. «Könnten Sie so lange auf meine Brezel aufpassen?» «Auf eine Brezel?», fragte Sinas Papa verwundert. Die Nachbarin lachte. «So heißt meine Katze, weil sie immer so lustige Verrenkungen macht.» – «Auf eine Katze aufpassen? Bloß nicht», dachte Sinas Papa. Bei ihnen war Trubel genug in der Bude – auch ohne Katze, fand er. Doch ehe er etwas sagen konnte, kam Sina auch schon angerauscht. «O ja!», rief sie begeistert. «Das mach ICH! Ich liebe nämlich Katzen, wissen Sie!» Sina liebte alle Tiere.

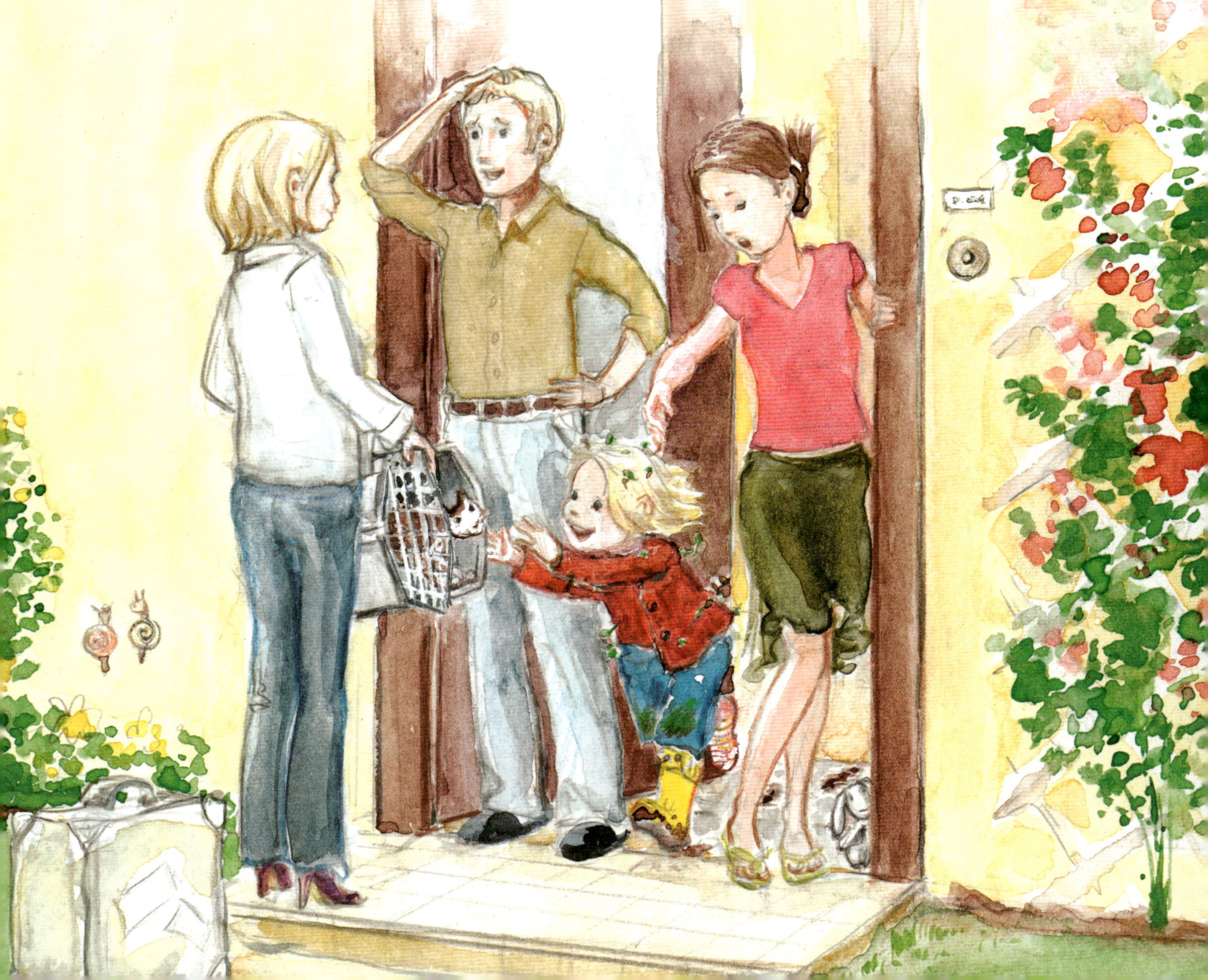

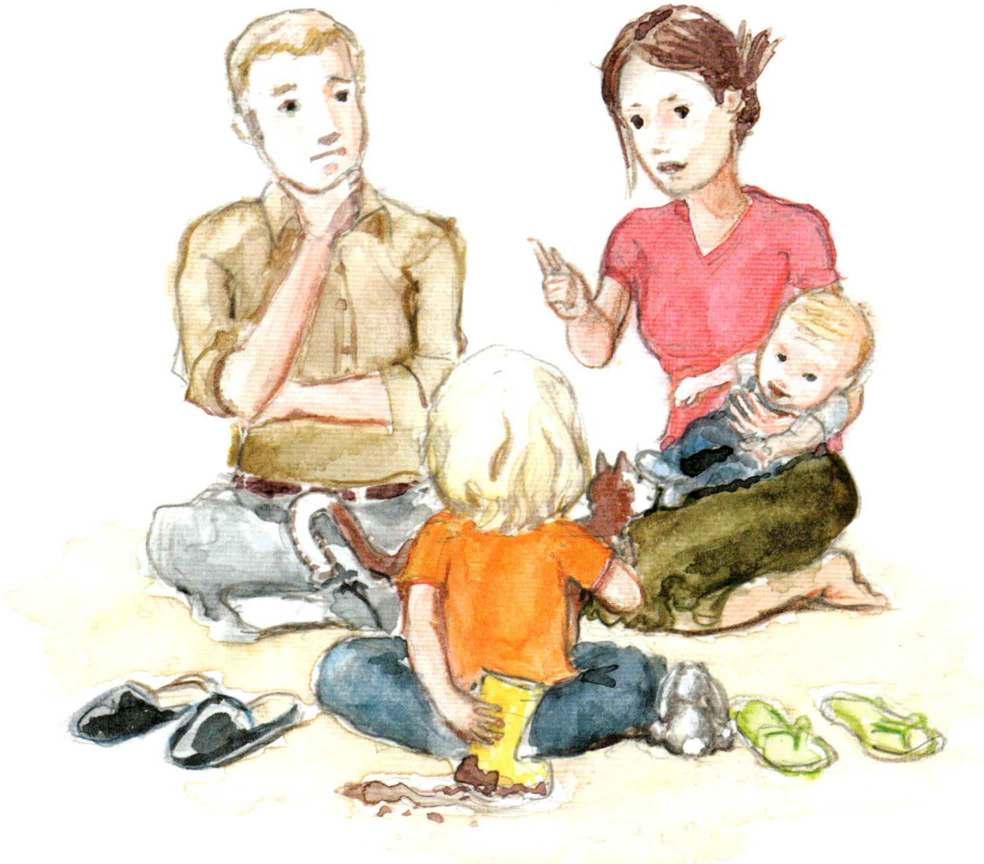

«Na, da haben wir uns vielleicht etwas eingebrockt», brummte Sinas Papa, der extra den Familienrat einberufen hatte. Wie die Indianer hockten sie im Wohnzimmer.
«Auf eine Katze aufzupassen ist eine große Verantwortung», mahnte Sinas Mama. «Dafür bist du eigentlich noch zu klein.»
«Gar nicht», sagte Sina. Denn sie war fünf, und das war ziemlich alt, fand sie. «Ab sofort werde ich groß! Ich verliere keine Schuhe mehr, wasche mir vorm Essen die Hände und putze mir öfter die Zähne. Versprochen!», sagte sie. «Und … und ich übe jeden Tag Flöte», fügte Sina noch hinzu – um auf Nummer Sicher zu gehen.
«Soso», sagte Sinas Papa und lächelte. «Dir ist es wohl wirklich ernst, was?» Sina hielt die Luft an. Endlich sagte Sinas Mama: «Also gut, dann versuchen wir es mal.» Sina strahlte vor Glück. Sie nahm Brezel wie einen Schatz in ihre Arme und trug sie in ihr Zimmer.

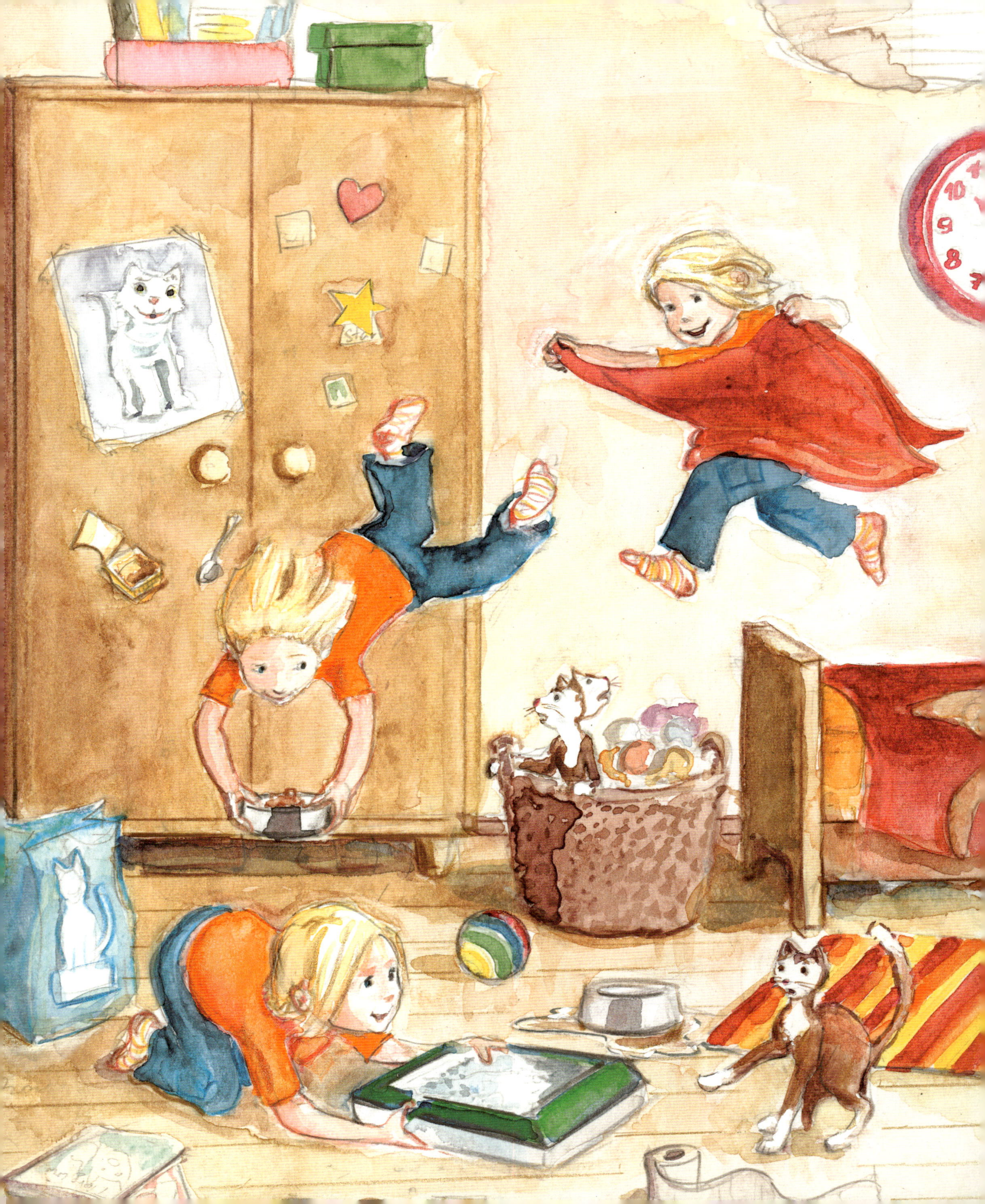

Kaum in ihrem Zimmer angekommen, war Sina plötzlich sehr aufgeregt. Sie hatte noch nie auf eine Katze aufgepasst und im Grunde keine Ahnung, wie das geht. Also machte sie alles auf einmal: Sie holte ein Schälchen mit Wasser, einen Futternapf, ein Wollknäuel, das Katzenklo, ihren bunten Lieblingsball, die Rassel von Lukas, einen Hausschuh von Papa und Mamas beste Strumpfhose. Wer eine gute Katzenmutter sein will, muss für Unterhaltung sorgen, dachte Sina. Aber egal, was sie auch machte, Brezel interessierte es nicht die Bohne. Viel schlimmer: Sie sprang einfach davon und auf die Fensterbank.

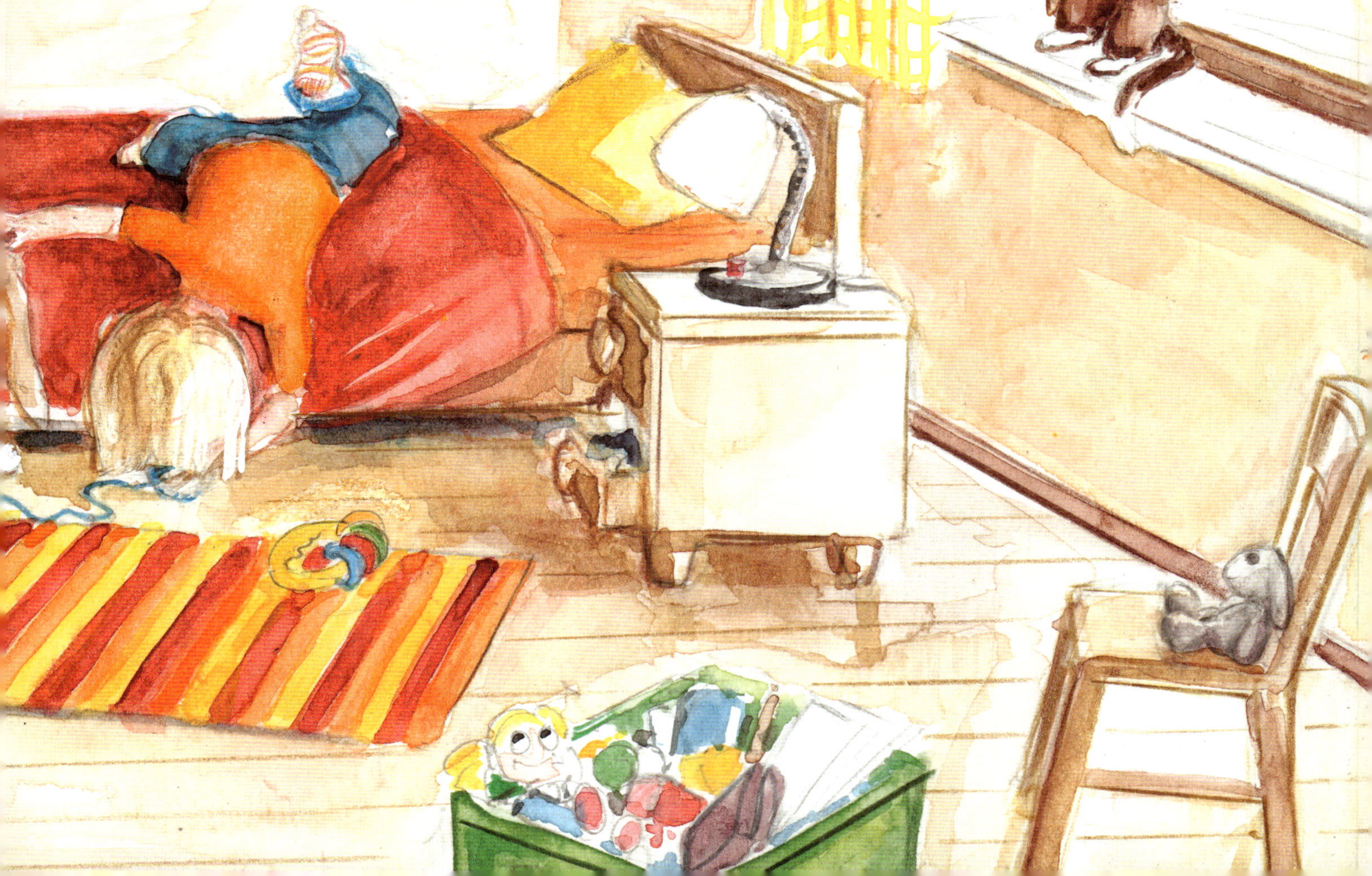

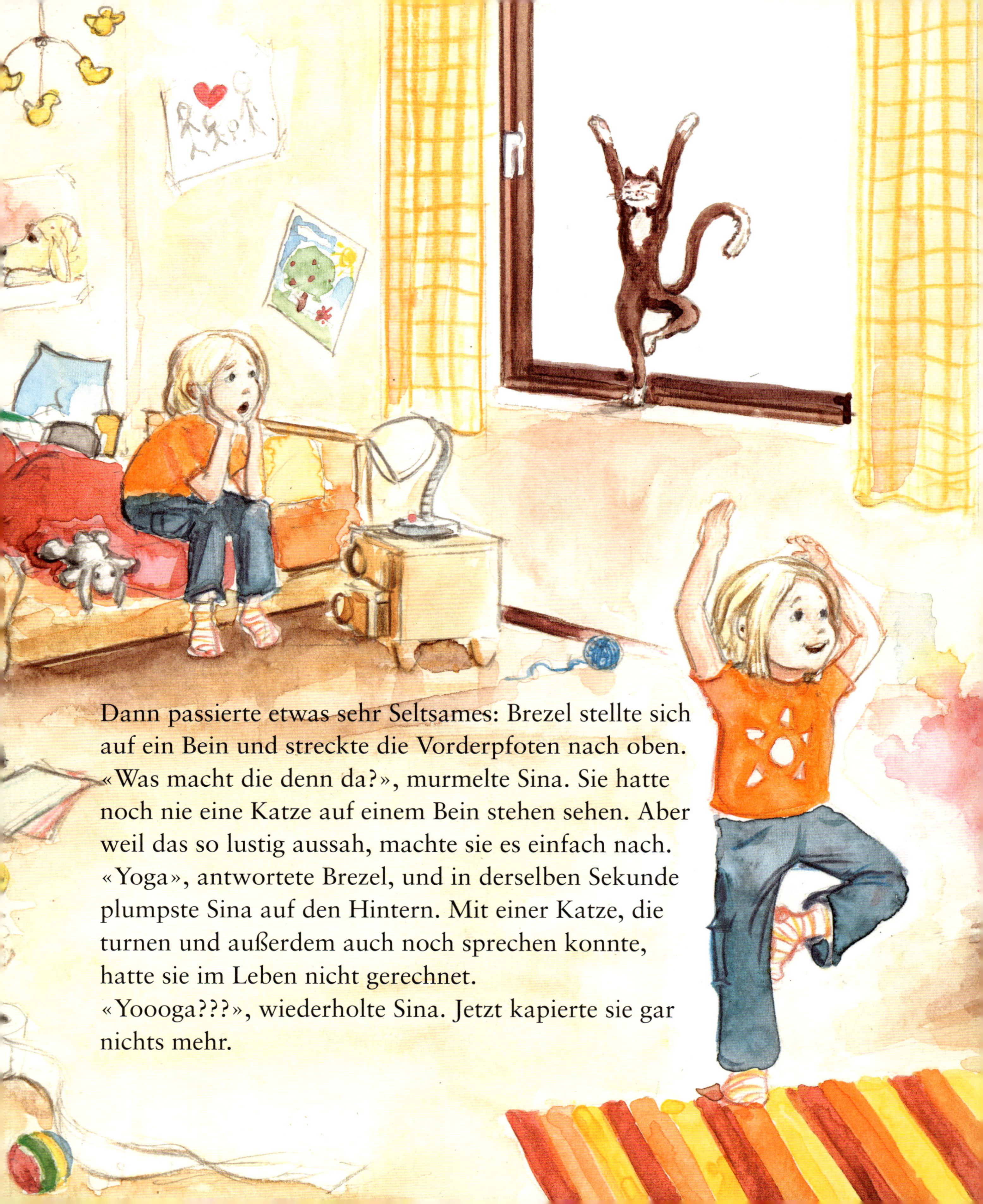

Dann passierte etwas sehr Seltsames: Brezel stellte sich auf ein Bein und streckte die Vorderpfoten nach oben. «Was macht die denn da?», murmelte Sina. Sie hatte noch nie eine Katze auf einem Bein stehen sehen. Aber weil das so lustig aussah, machte sie es einfach nach. «Yoga», antwortete Brezel, und in derselben Sekunde plumpste Sina auf den Hintern. Mit einer Katze, die turnen und außerdem auch noch sprechen konnte, hatte sie im Leben nicht gerechnet. «Yoooga???», wiederholte Sina. Jetzt kapierte sie gar nichts mehr.

«Das sind Turnübungen aus einem fernen Land», sagte Brezel und schnurrte vor Vergnügen. «Ich kann sie dir zeigen, wenn du willst. Aber nur, wenn du niemandem erzählst, dass du sie von mir hast. Eigentlich darf ich nicht mit Menschen reden. Aber bei dir mache ich jetzt die allererste Ausnahme.»
Sina zwickte sich heimlich in den Arm. Um ganz sicher zu sein, dass sie nicht vielleicht doch träumte. «Aua», sagte Sina und dann: «Indianerehrenwort.»

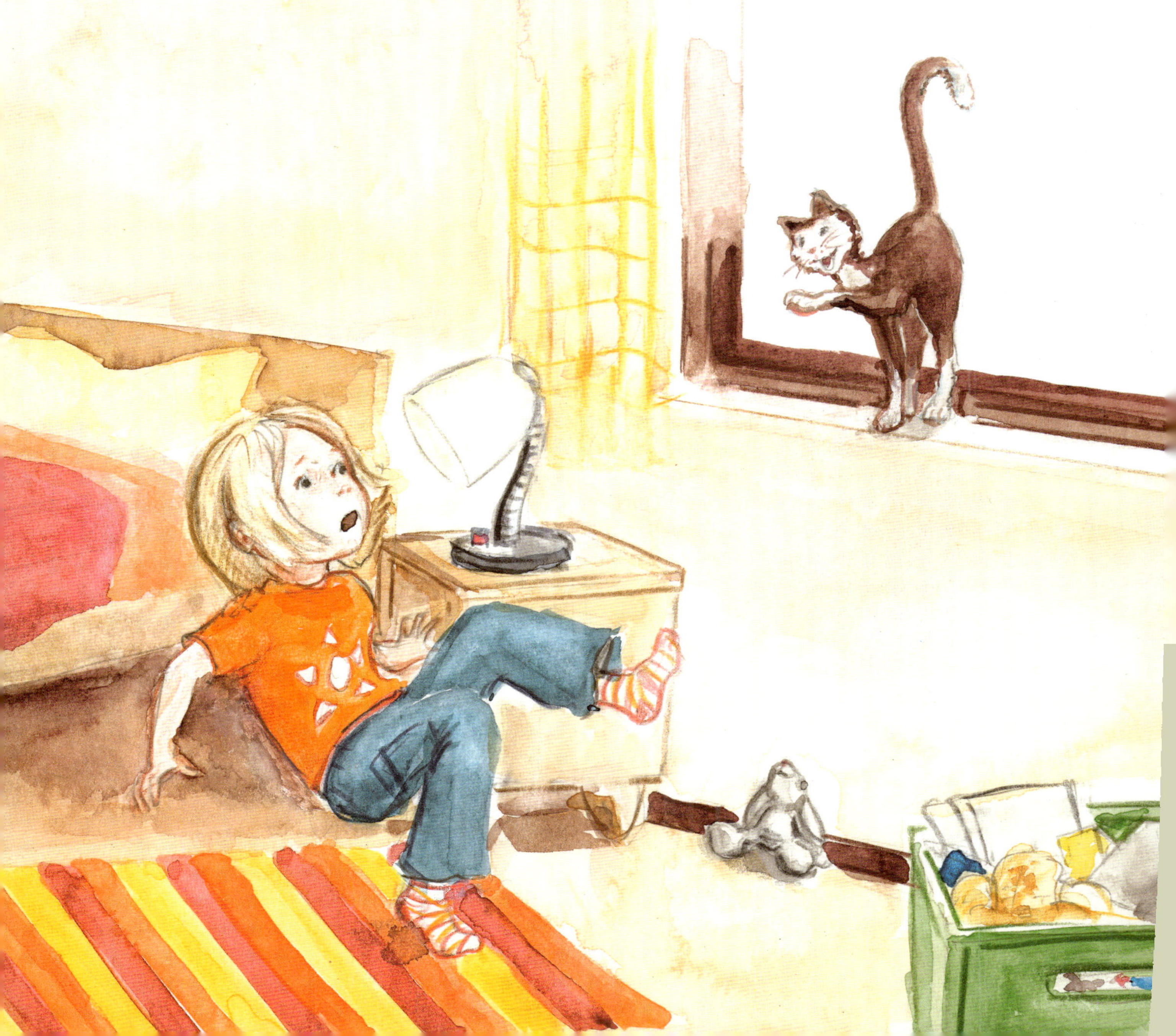

Der Schulterstand

«Jetzt kommt der Schulterstand», sagte Brezel. «Leg dich auf den Boden. Die Arme liegen flach ausgestreckt neben dir. Jetzt heb die Beine an, mach sie ganz gerade und streck sie über deinen Kopf nach hinten, sodass du erst einmal direkt auf deine Knie guckst. Jetzt stütz deinen Rücken mit den Händen ab und streck beide Beine nacheinander ganz gerade nach oben. Reck dich so weit in die Höhe, wie es geht. Tief durch die Nase ein- und ausatmen und den Kopf ganz entspannt auf dem Boden liegen lassen!»

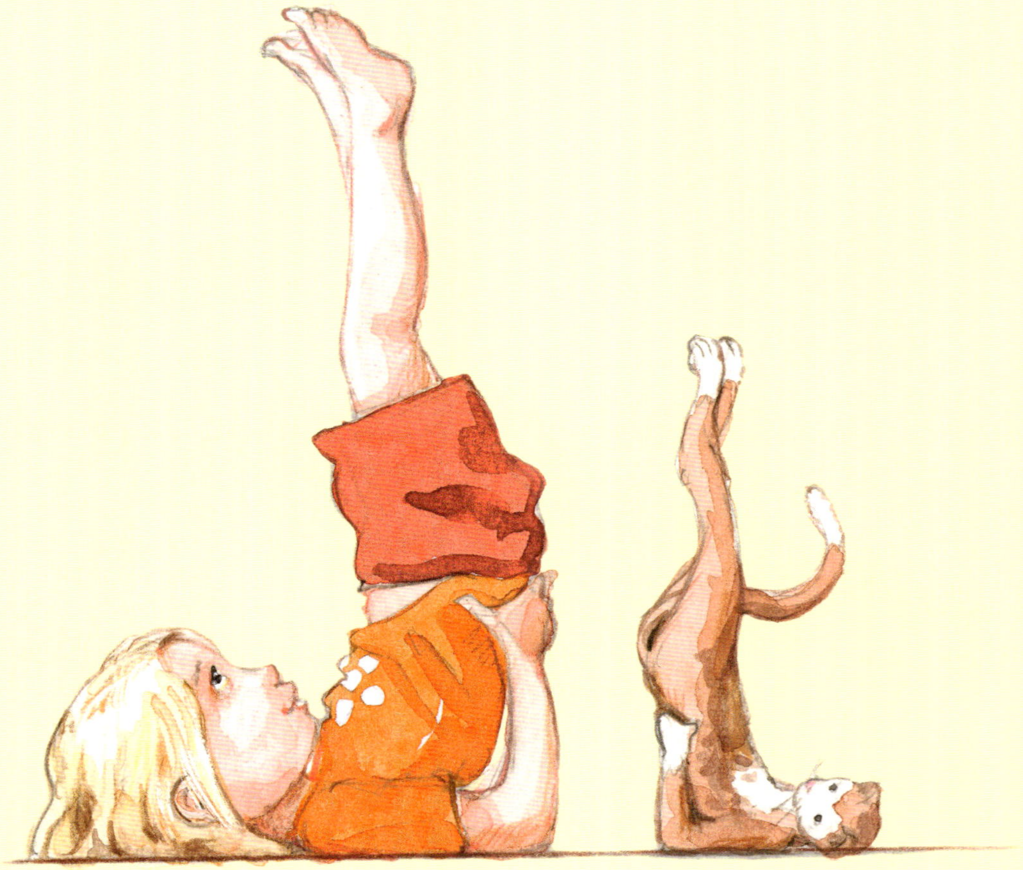

Der Baum

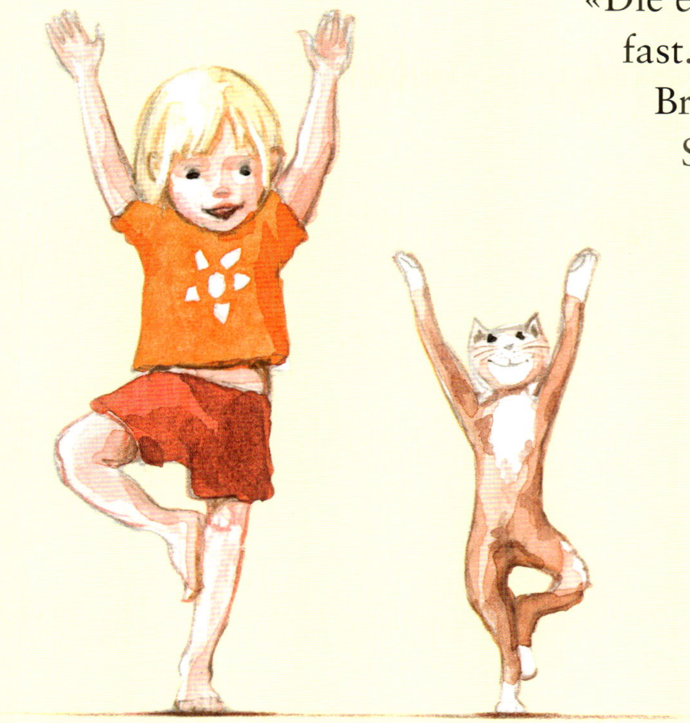

«Die erste Übung kannst du schon fast. Sie heißt Der Baum», sagte Brezel. «Aber noch einmal von vorn. Stell dich mit geschlossenen Beinen hin und bleib ganz ruhig stehen. Hebe das rechte Bein, winkele es an wie ein Dreieck und setz deinen rechten Fuß auf dem linken Knie ab. Wenn das am Anfang zu schwierig ist, kannst du deinen Fuß auch gegen die Wade stützen. Hauptsache, du atmest ganz tief und ruhig durch die Nase ein und aus und fällst nicht um. Wenn du so sicher stehst wie ein Baum, streck langsam die Arme nach oben. Das sind die Äste. Probier einmal, in den Himmel zu schauen. Und stell dich nach einer Weile auf das andere Bein.»

Der dritte Krieger

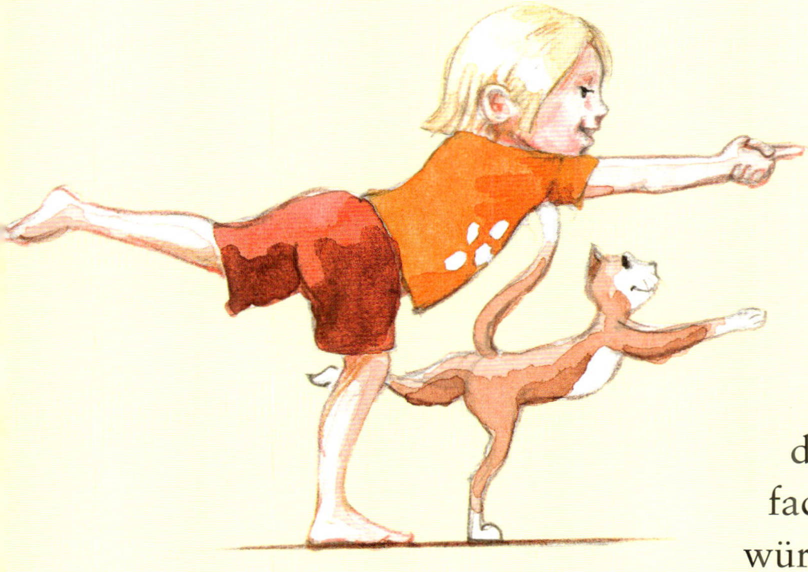

«Die nächste Übung heißt Der dritte Krieger», sagte Brezel. «Stell dich auf dein rechtes Bein. Streck das linke Bein langsam nach hinten und beuge dich gleichzeitig mit ausgestreckten Armen und geradem Rücken nach vorn. Guck einfach deinen Armen hinterher, als würdest du auf etwas zeigen, und atme dabei tief durch die Nase.»

«Yoga ist schon uralt und kommt aus Indien, und das liegt sehr weit weg», schwärmte Brezel.
«Woher kennst du das denn dann?», wollte Sina wissen.
«Angefangen hat es mit meiner Großmutter», sagte Brezel stolz. «Die stammte nämlich aus Indien. Am liebsten turnte sie den ganzen Tag irgendwo herum. Sie konnte den Pfotenstand oder sich ganz und gar zusammenkugeln und sich dabei mit den Krallen hinter den Ohren kratzen. Und weißt du was? Wenn sie sich beim Yoga ganz doll konzentrierte, fing der dunkle Fleck zwischen ihren Augen an zu leuchten», erzählte Brezel.
«Kommst du denn auch aus Indien?», fragte Sina.
«Nein», sagte Brezel. «Dort war ich leider noch nie.»

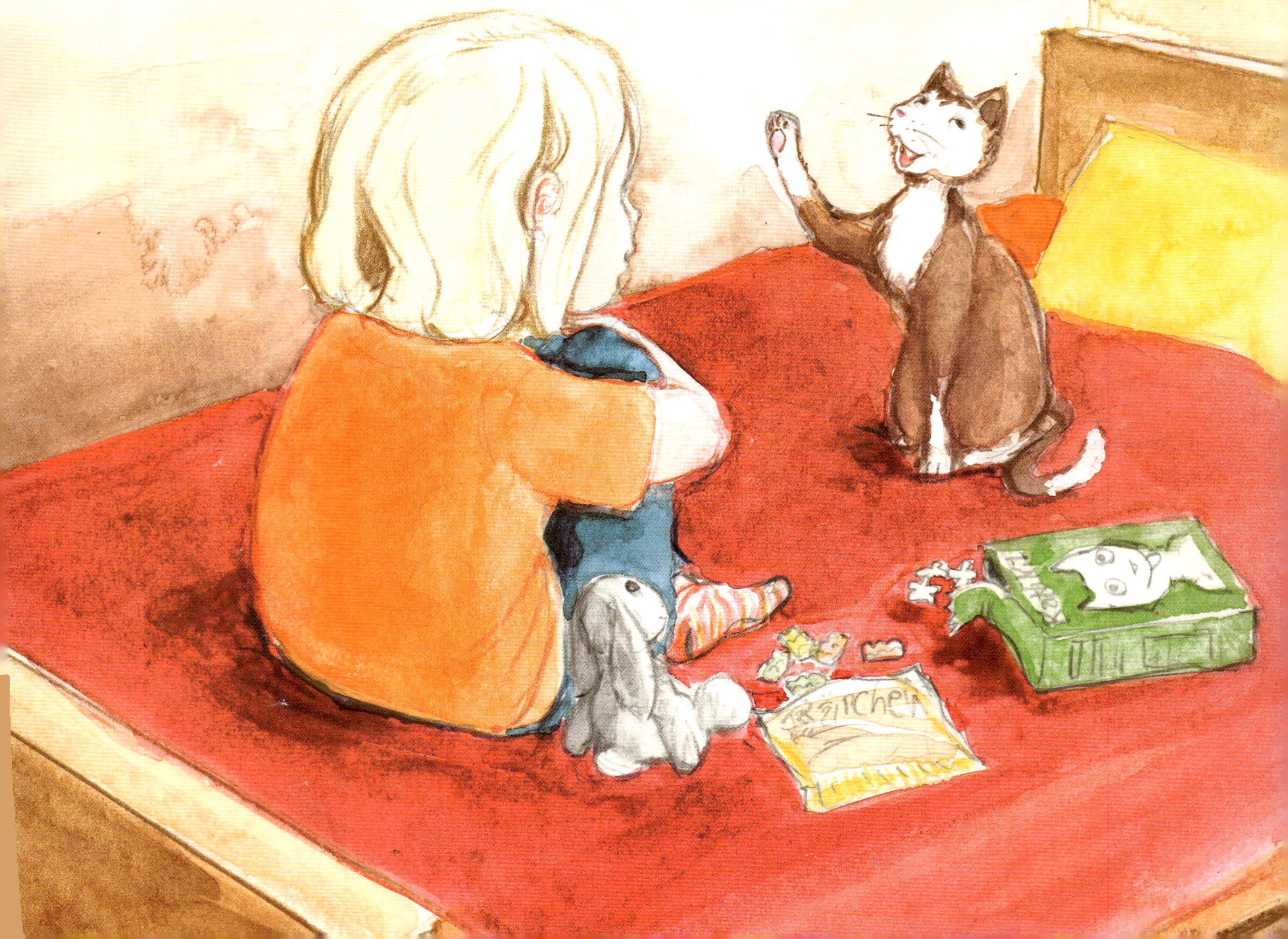

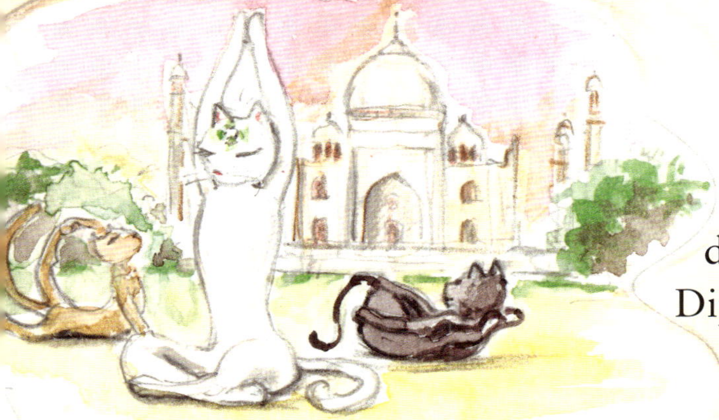

Aber Brezels Großmutter hatte ihr viel von Indien erzählt. Von den tollen Tempeln, den alten Yogakatzen und der vornehmen Diplomatenfamilie, bei der sie damals lebte. Irgendwann nahm die Familie sie mit auf eine Reise – bis nach Deutschland …

… Dort verliebte Brezels Großmutter sich in einen charmanten Straßenkater, bekam fünf kleine Katzenkinder und brachte allen Yoga bei. Und als die groß waren, zeigten sie ihren eigenen Kindern, wie Yoga geht …

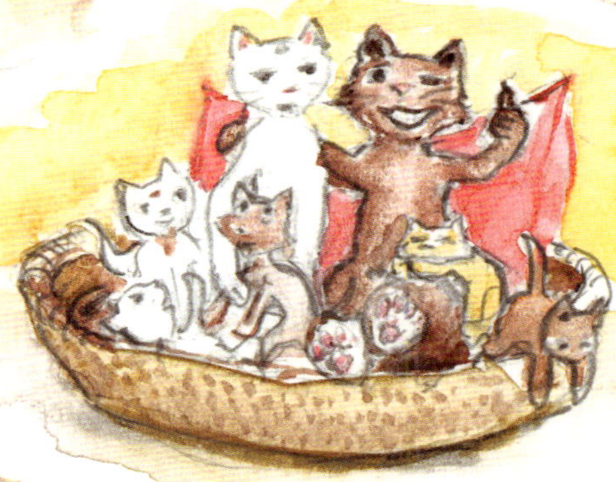

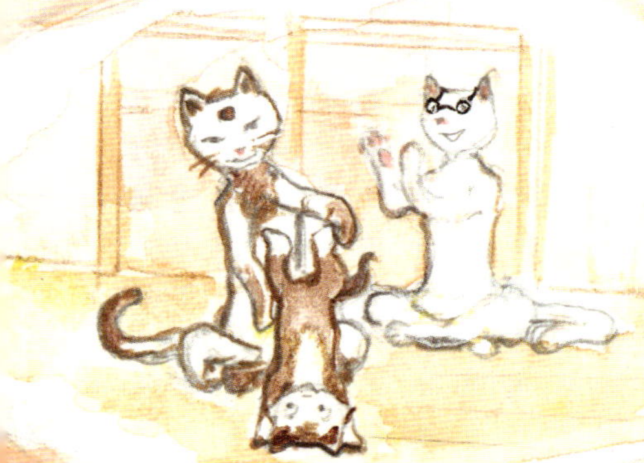

… Brezel lernte es also von ihrer Mutter. Yoga wird schon seit mehreren tausend Jahren weiter gegeben. Denn es ist gut für den Körper und auch für die Seele.

«Jetzt zeig ich dir, wie Yoga geht», rief Brezel und sprang auf. «Das bringt nämlich irre viel Spaß, ist gut für die Konzentration und macht dich locker. Mit deinem Herumgewirbel vorhin hast du mich ja ganz schwindelig gemacht!»
Sina wurde ein bisschen rot. Aber nur ganz kurz. Denn dann zeigte Brezel ihr auch schon die ersten Yogaübungen …

Ein paar Tage später kam Sinas Freundin Edith vorbei. Sina musste sich ganz schön zusammenreißen. Beinahe wäre ihr herausgerutscht, dass Brezel sprechen kann.
«Das ist Brezel. Und ich passe auf sie auf», sagte Sina und war sehr stolz. Aber Edith war überhaupt nicht beeindruckt. «Das sollte ich lieber machen», antwortete sie. «Mit Katzen kenne ich mich ja wohl besser aus!»

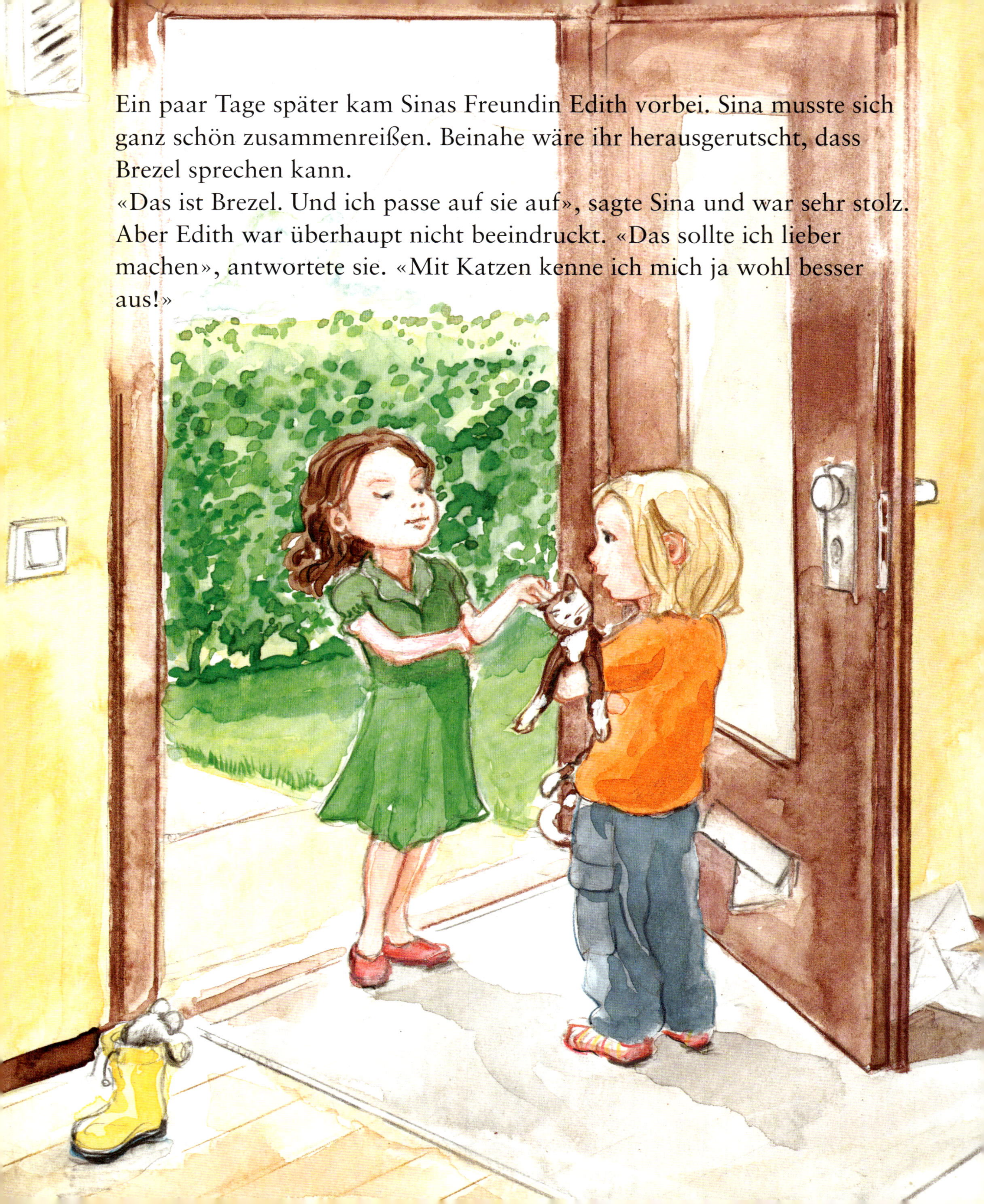

So war das mit Edith. Eigentlich war sie sehr nett, aber ständig wollte sie die Bestimmerin sein. Bloß, weil sie ein halbes Jahr älter war. «Die Katze meiner Tante hat viel weicheres Fell», sagte Edith, nachdem sie Brezel von oben bis unten untersucht hatte. «Wir müssen Brezel unbedingt baden.»
«Bist du sicher?», fragte Sina. Ihr kam das irgendwie komisch vor.
«Natürlich bin ich sicher», sagte Edith. «Katzen lieben es zu baden!» Da hatte sie das Spülbecken in der Küche auch schon mit Wasser voll laufen lassen, etwas Spülmittel dazugegeben und Brezel mitten hinein gesetzt.

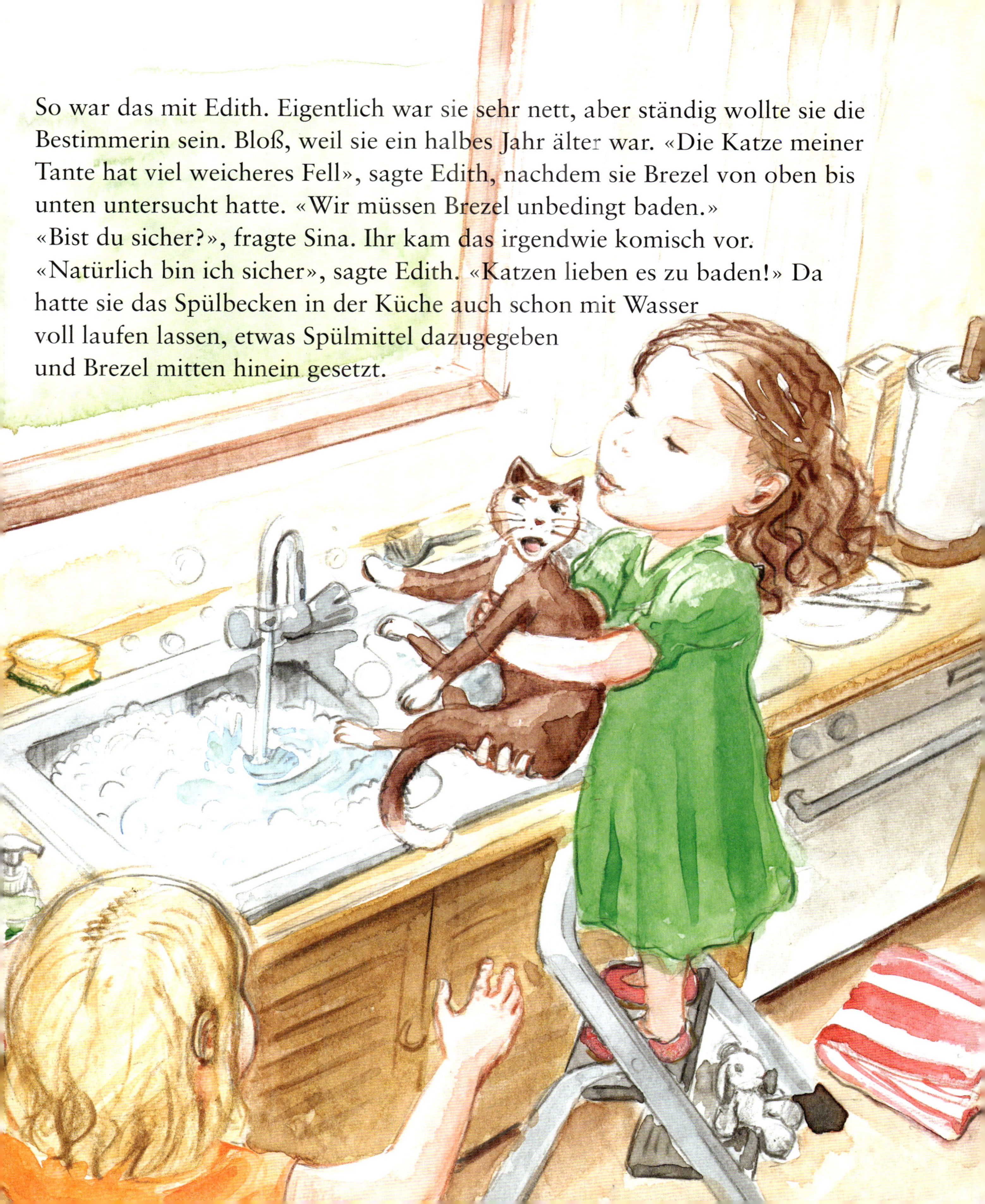

Doch das war keine so gute Idee. Brezel sprang in hohem Bogen aus dem Wasser, heulte wie eine Sirene und raste davon. Dann schepperte und polterte und klirrte es. So laut, dass es bis nach draußen dröhnte. Sinas Papa schaute durchs Gartenfenster, und ihre Mama stürzte zur Tür herein. Sina wurde vor Schreck ganz blass. Die Küche sah fürchterlich aus. Wie ein Tornado war Brezel überall entlanggefegt.

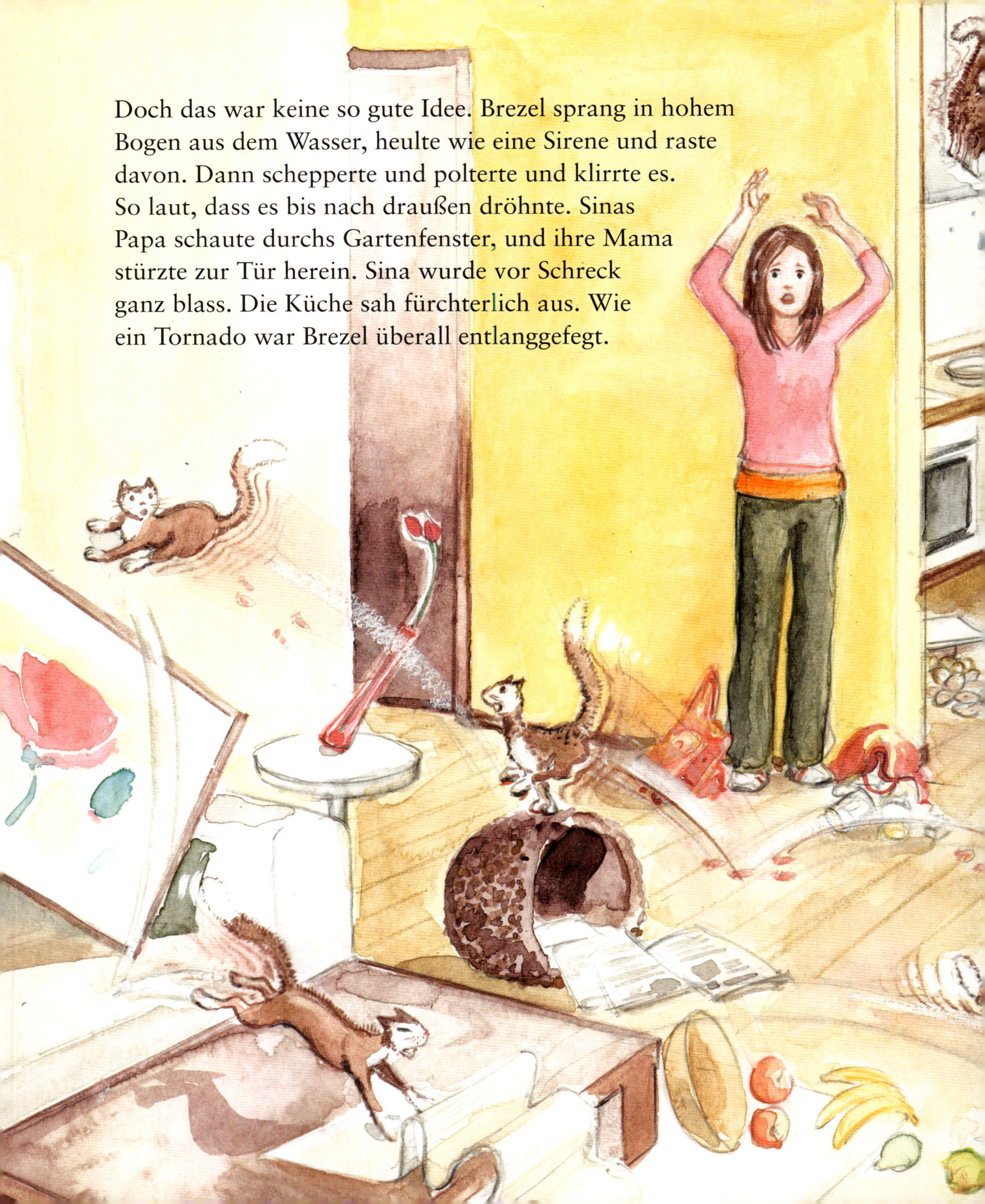

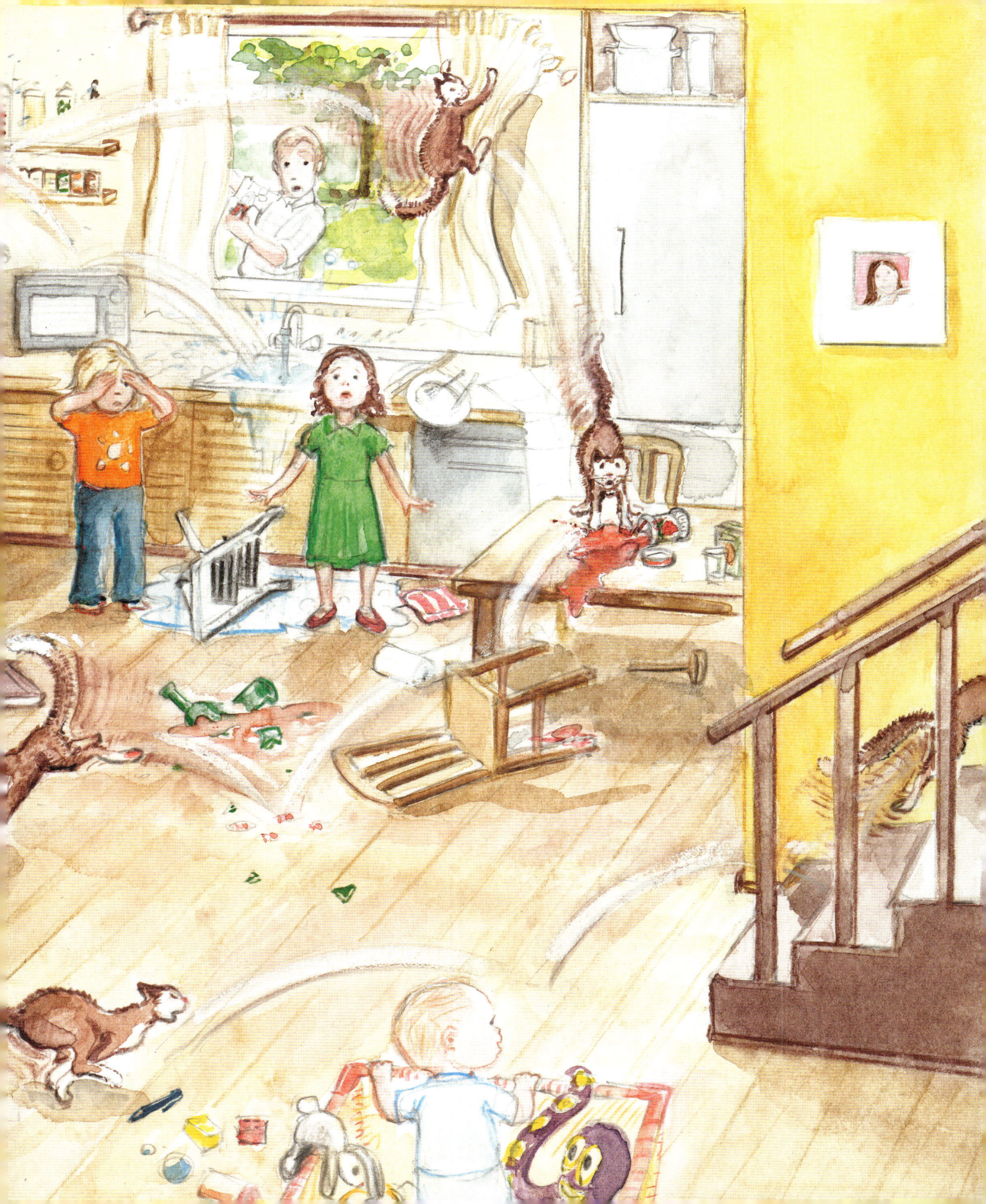

«Um Himmels willen, Katzen darf man doch nicht baden!», schimpfte Sinas Mama.
«Aber Edith hat gesagt ...», nuschelte Sina leise und schaute zu ihrer Freundin hinüber. Doch die machte sich gerade aus dem Staub. Sina musste allein beim Aufräumen helfen. Sie wischte so schnell sie konnte. Dann rannte sie in ihr Zimmer. Sina machte sich schreckliche Sorgen.
«Ich muss Brezel finden», murmelte sie. «Hoffentlich redet die überhaupt noch mit mir.»

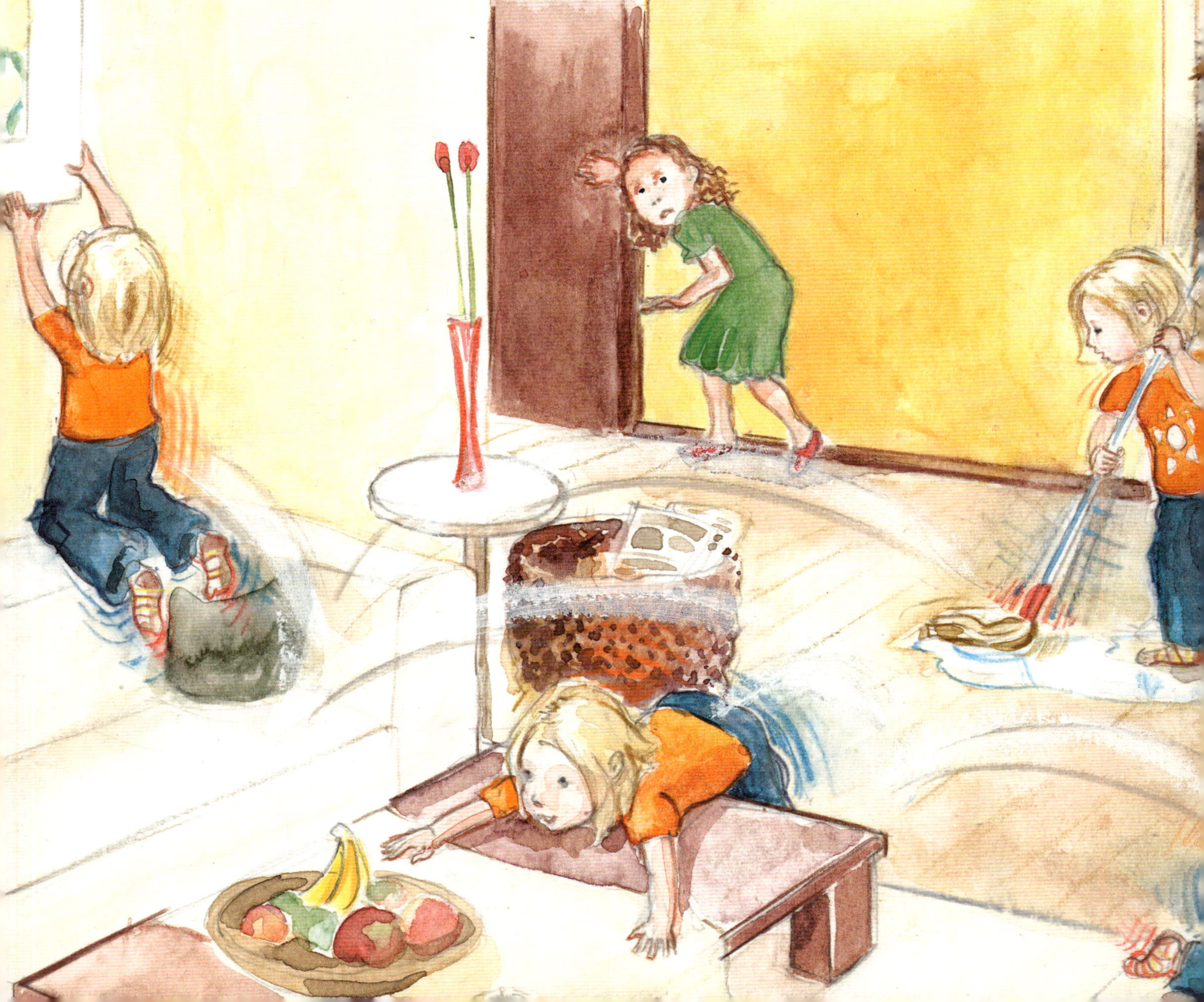

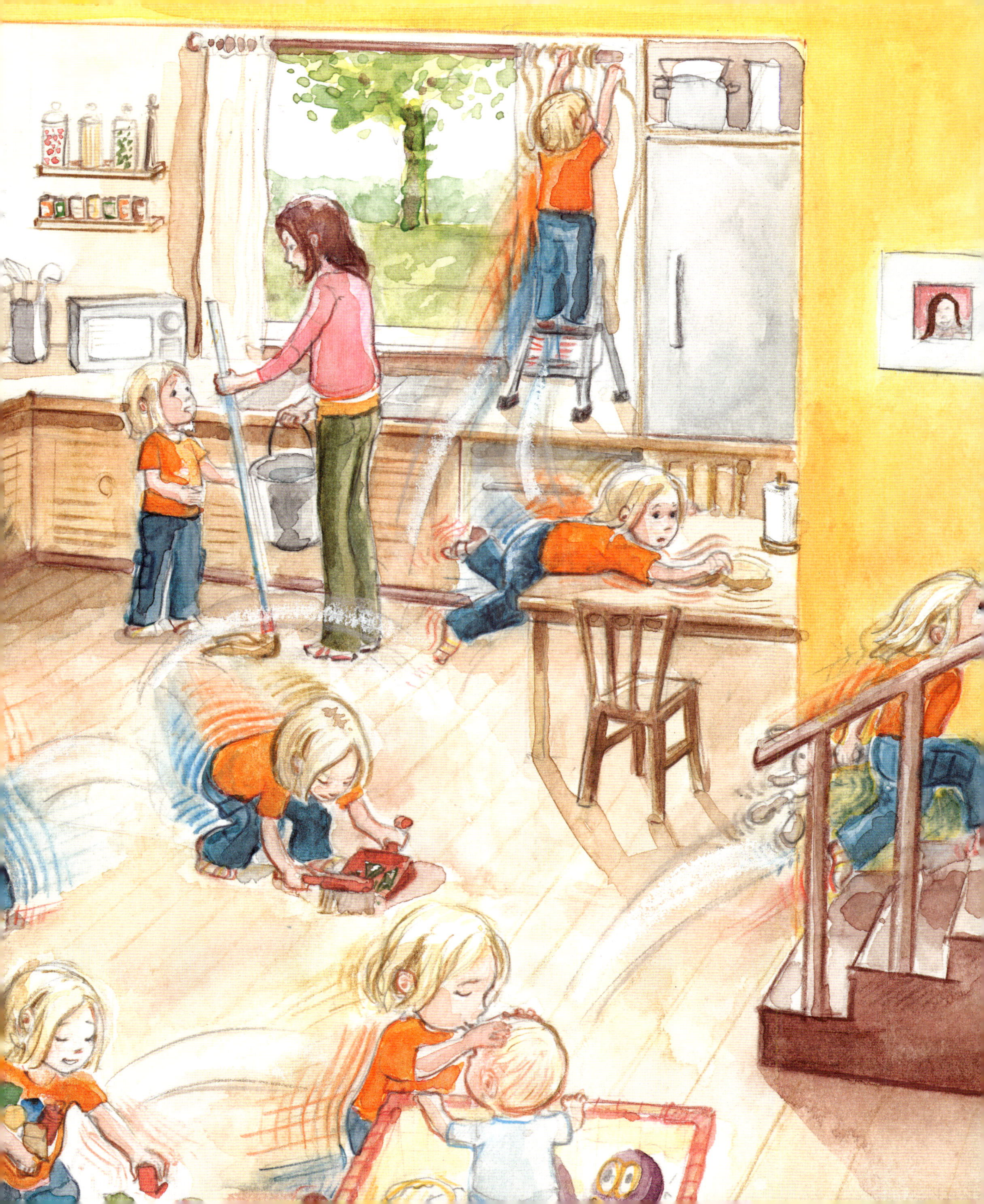

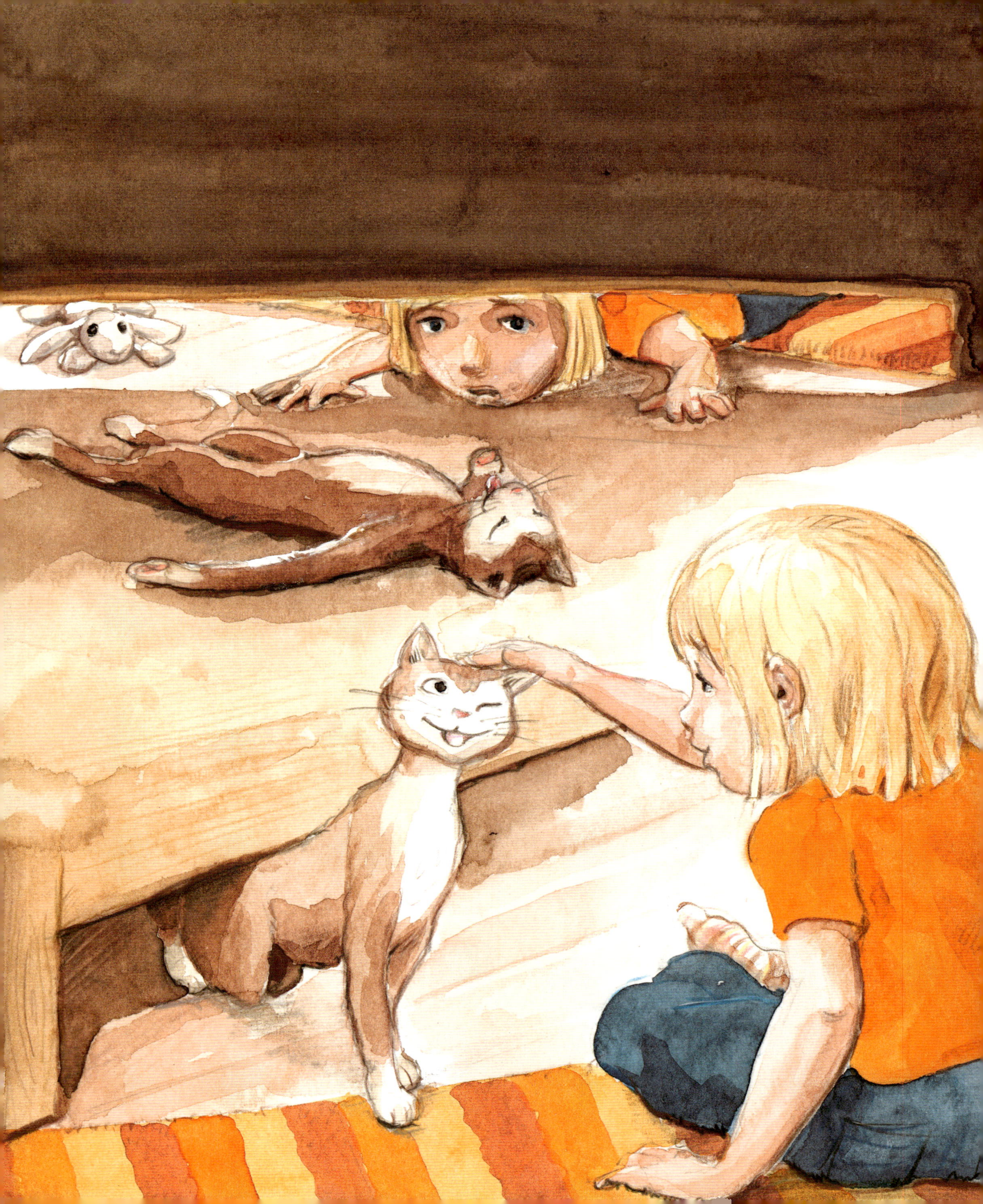

Aber Brezel sagte erst einmal gar nichts. Sie lag mit heraushängender Zunge unter dem Bett und machte Atemübungen.
«Tut mir leid», stotterte Sina, und Brezel kam langsam hervorgekrochen.
«Puh», stöhnte sie und schüttelte sich.
«Ihr habt mich vielleicht erschreckt!»

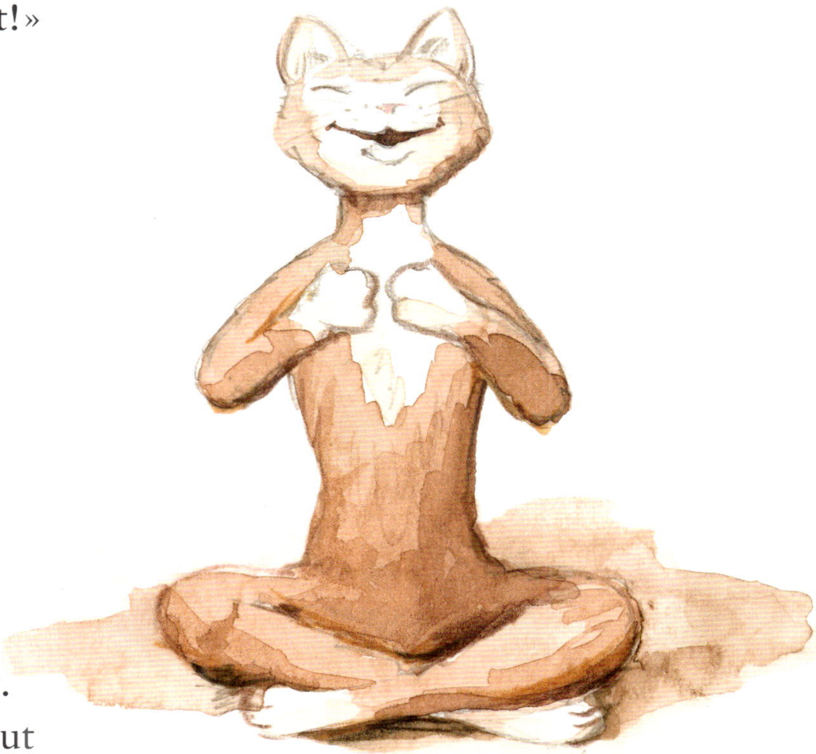

«Das wollte ich nicht», sagte Sina leise und streichelte Brezel über ihr zerzaustes Fell.
«Ich weiß», sagte Brezel. «Aber anstatt auf dein eigenes Gefühl zu hören, hast du dich von Edith unterkriegen lassen.»
«Wie meinst du das? Mein eigenes Gefühl?», fragte Sina.
«Also, hör zu, es gibt so etwas wie eine innere Stimme, die sitzt hier ganz tief drinnen», erklärte Brezel und tippte sich auf die Brust.
«Die weiß immer am besten, was gut oder schlecht für dich ist. Und wenn du aufmerksam bist, kannst du sie spüren.»
«Wie denn?», fragte Sina.
«Das ist ein bisschen so wie Hunger oder Durst. Du fühlst doch auch, wenn du etwas essen oder trinken musst», erklärte Brezel, und dann zeigte sie Sina ein paar neue Yogaübungen. «Die können dir helfen, deine innere Stimme zu spüren und dich mutiger zu fühlen.»

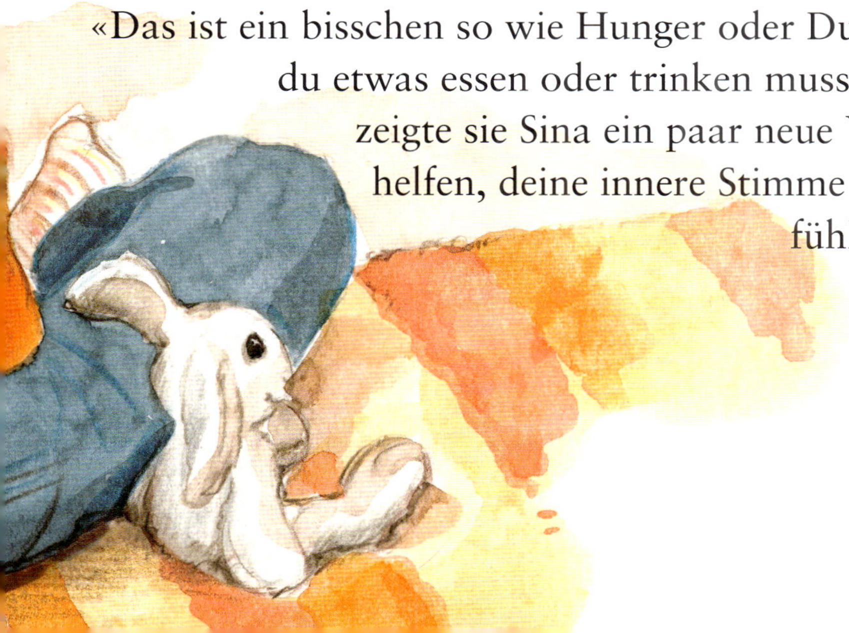

Der Hund und ausschlagender Esel

«Jetzt kommt der Hund», sagte Brezel. «Dabei bin ich doch eigentlich eine Katze. Aber beim Yoga ist eben alles möglich! Stell dich auf alle viere. Die Arme sind so weit auseinander wie die Schultern und die Beine so weit auseinander wie die Hüfte. Lass den Kopf ganz locker nach unten hängen und presse Hände und Füße auf den Boden.»

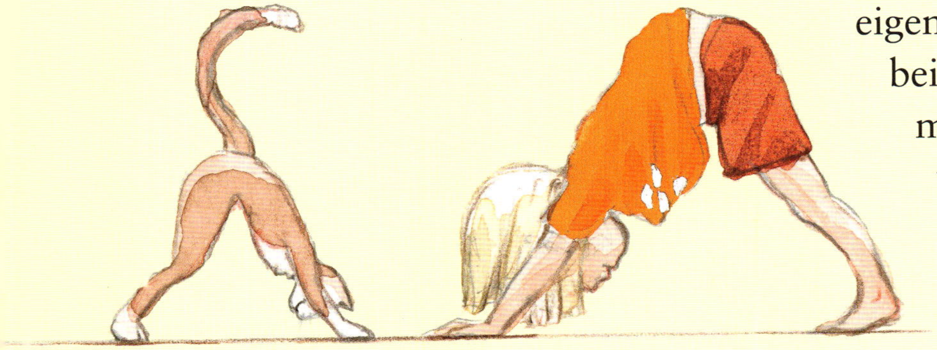

«Und so wird aus dem Hund ein Esel», rief Brezel. «Schlag einfach mit beiden Beinen kräftig nach hinten aus. Wirble sie dabei richtig durch die Luft – wie ein wild gewordener Esel!»

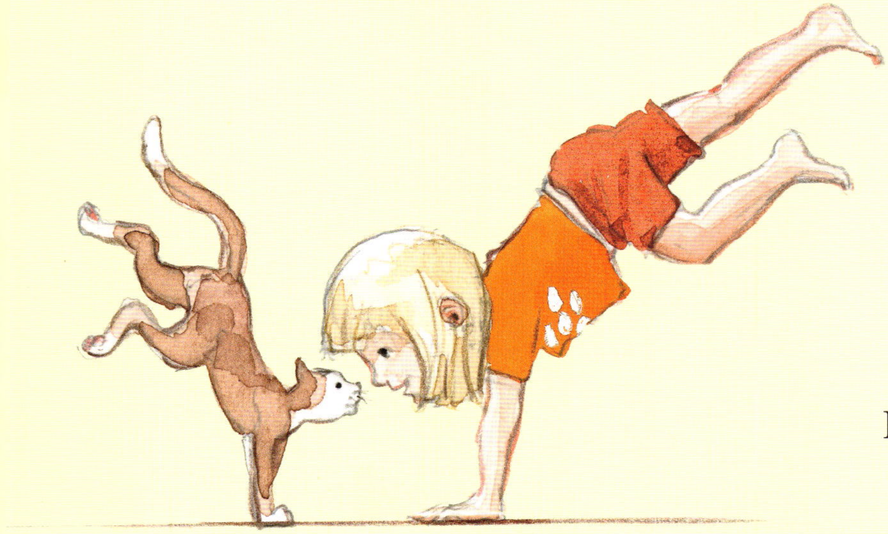

Der zweite Krieger

«Zuerst machst du den zweiten Krieger», sagte Brezel und reckte die Brust nach vorn. «Tief durch die Nase ein- und ausatmen und sehr stolz gucken, bitte schön! Mit dem rechten Bein machst du einen großen Schritt nach vorn und beugst das Knie, sodass es direkt über deinem Fuß ist. Deine linke Fußspitze zeigt zur Seite. Streck jetzt die Arme aus – den rechten nach vorn, den linken nach hinten. Schau deinem rechten Arm hinterher und bleib eine Weile so stehen. Denk dir am besten ein paar Abenteuer aus, in denen du stark und mutig bist. Dann das andere Bein und noch mehr Abenteuer.»

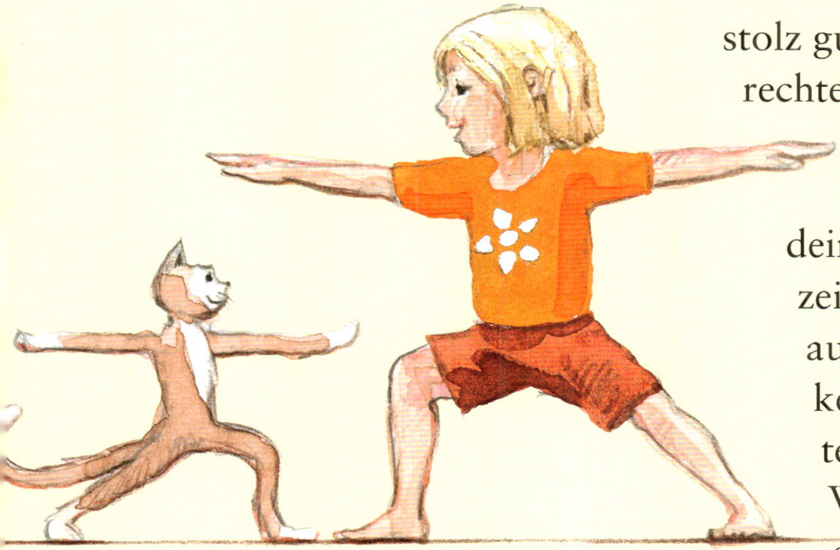

Der Tisch

«Mal gucken, wie stark deine Arme sind», sagte Brezel und zeigte Sina, wie der Tisch geht. «Setz dich auf den Boden, stell die Hände hinter dem Körper ab und winkle die Beine an. Dann stütz dich auf die Arme und heb die Hüften in die Luft. Dein Bauch ist jetzt die Tischplatte. Lass deinen Kopf nach einer Weile einfach einmal nach hinten hängen oder krabble ein bisschen durch die Gegend, wenn du Lust hast.»

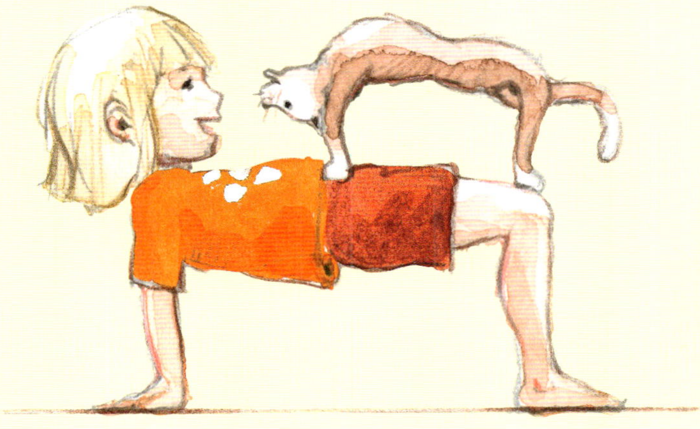

Sina fühlte sich jetzt schon viel besser.
«Weißt du, Brezel, wir sollten Mama und Papa etwas basteln», sagte sie. «Darüber freuen sich Eltern doch immer, und dann sind sie vielleicht auch nicht mehr so sauer.»
«Gute Idee», sagte Brezel. Also holten die beiden buntes Papier, Schere, Kleber, Malkasten, und Sina machte sich sofort an die Arbeit. Sie pinselte wie ein Weltmeister und schnitt Blumen, Herzen und eine Sonne aus, dass die Schnipsel nur so flogen. Fast war sie fertig. Sina wollte nur noch die Sonne auf das Bild kleben. Aber wo war der Kleber? Und was zwickte da eigentlich unter ihrem Po?

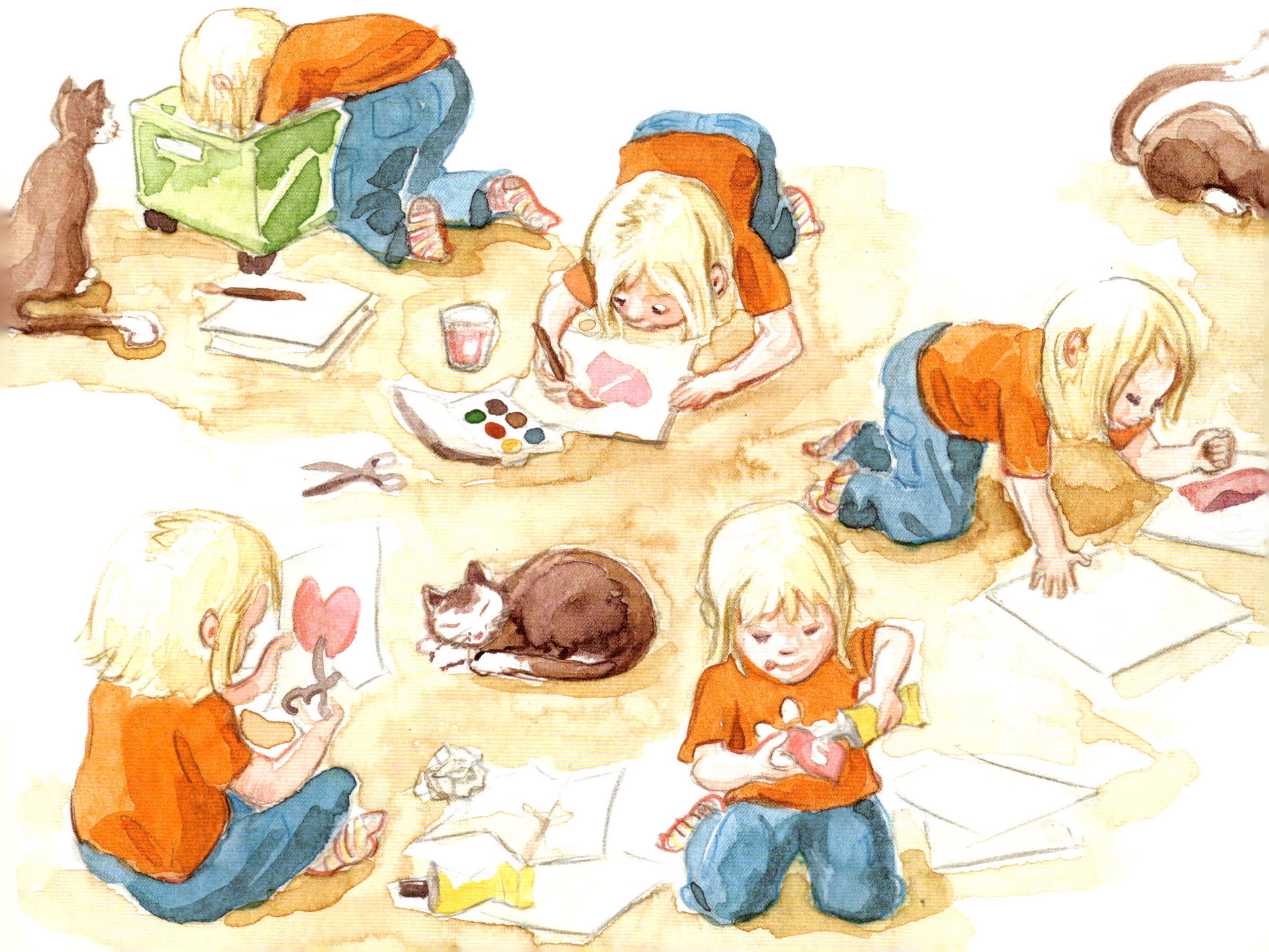

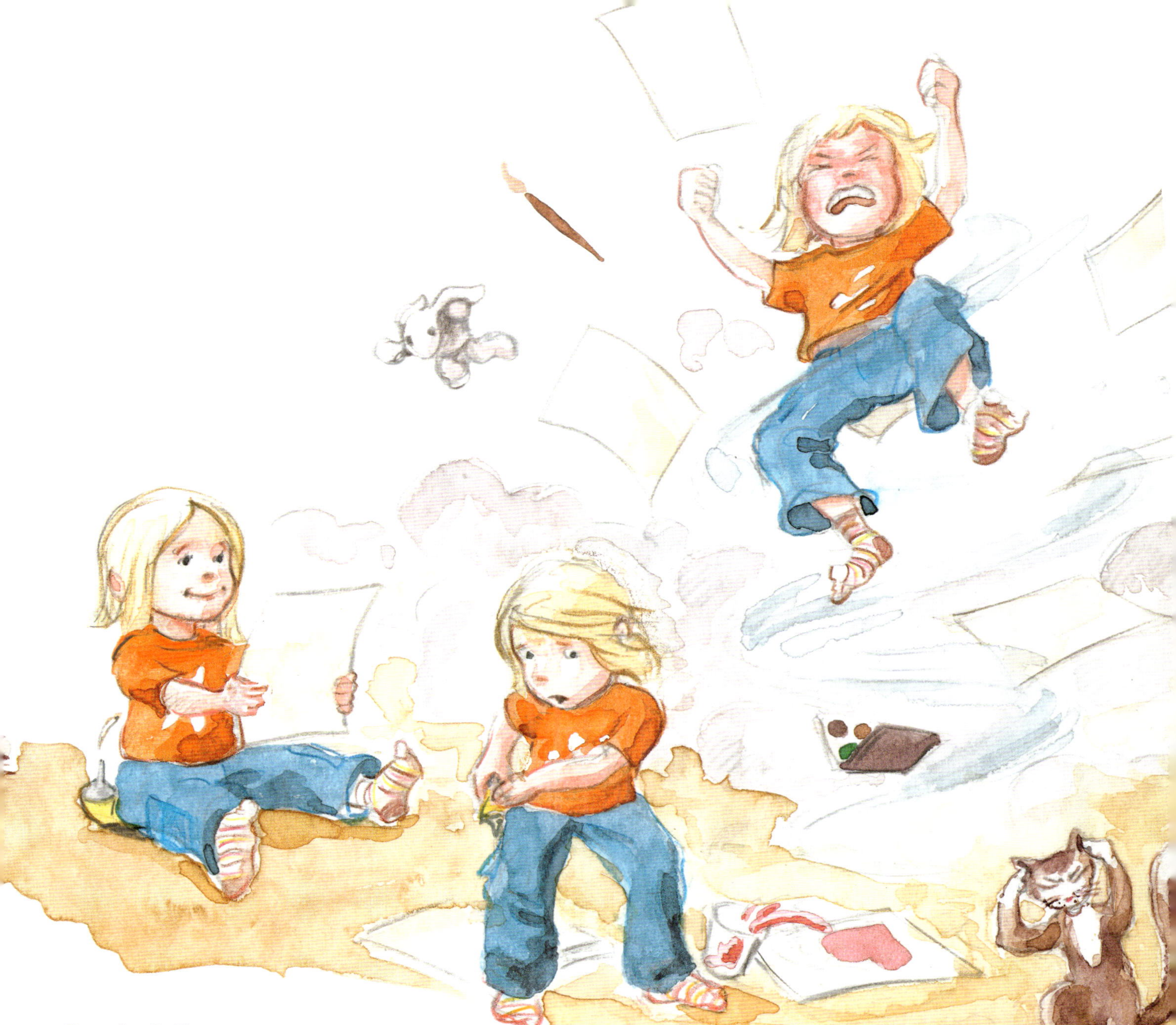

«So ein Mist»,
stöhnte Sina, die mitten in einer Klebepfütze
saß. Und dann kippte auch noch das Malwasser um – mitten
auf das Bild. «Alles geht schief», brüllte Sina und trampelte vor Wut
in ihrem Zimmer herum. Gerade wollte sie das Bild in tausend Fetzen reißen, da zerrte es an ihrem Hosenbein. «Haaaalt!», schrie Brezel. «Kaputtmachen bringt doch überhaupt nichts!» Und ehe Sina weiter wüten konnte, zeigte Brezel ihr ein paar neue Übungen …

Der Vulkan

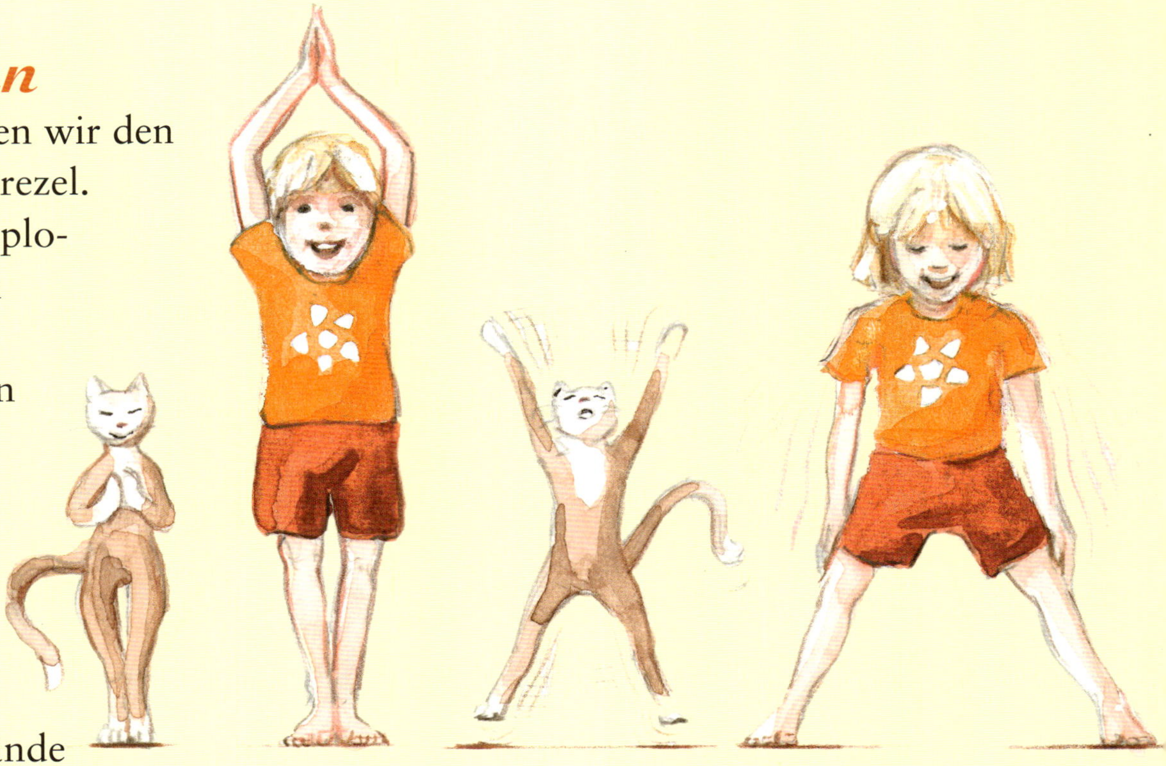

«Und jetzt machen wir den Vulkan», sagte Brezel. «Da darfst du explodieren, so viel du willst. Stell dich mit geschlossenen Beinen hin. Falte die Hände vor der Brust zusammen. Atme tief durch die Nase ein und lass dabei die Hände langsam nach oben wandern. Das ist die Lava, die im Krater hochsteigt. Wenn du mit den Armen über deinem Kopf angekommen bist, spring mit den Füßen auseinander und lass die Arme gleichzeitig in einem großen Bogen an der Seite heruntersausen. Dabei atmest du kräftig durch den Mund aus. Das ist die Explosion!»

Kühlender Atem

«Und zum Schluss verrate ich dir noch einen kleinen Trick», sagte Brezel und tat ein bisschen geheimnisvoll. «Wenn du zwischendurch einmal sauer bist, mach einfach den Kühlenden Atem. Den kannst du im Liegen, im Stehen oder im Sitzen machen, egal. Streck einfach deine Zunge heraus und roll sie zusammen. Dann atme immer schön tief durch den Mund ein und aus. Spürst du, wie kühl deine Zunge dabei wird?»

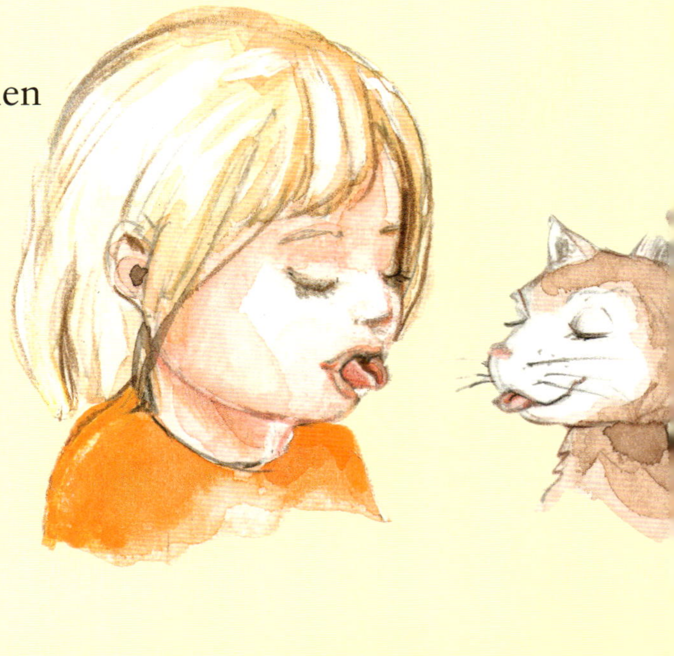

Durchschütteln

«Jetzt aber schnell!», rief Brezel. «Und zwar: Durchschütteln! Stell dich aufrecht hin und schüttle deinen ganzen Körper so doll, wie du kannst. Den Kopf, die Arme, die Hände, die Beine, die Füße. Einfach alles. Wenn du willst, darfst du sogar ein bisschen herumschreien!»

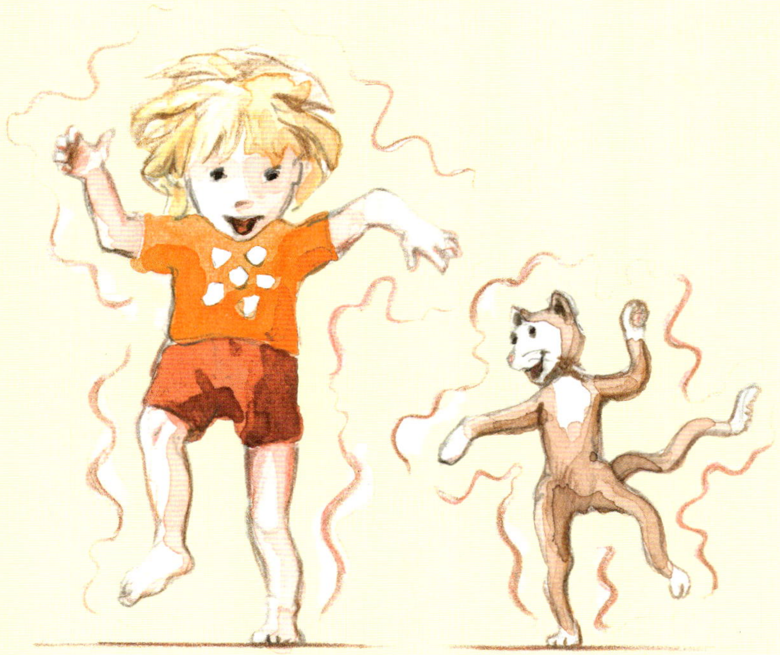

Der Löwe

«Nun wird es gefährlich», sagte Brezel und schmunzelte. «Jetzt kommt der Löwe. Du kniest dich auf den Boden, setzt dich auf deine Fersen und stützt die Hände vor dir zwischen den Beinen ab. Den Rücken hältst du gerade und den Kopf leicht nach hinten. Jetzt atme tief durch die Nase ein, öffne den Mund und streck die Zunge weit heraus. Beim Ausatmen brüllst du aus voller Kehle los! Rrrrrrrrrrrhhhh!»

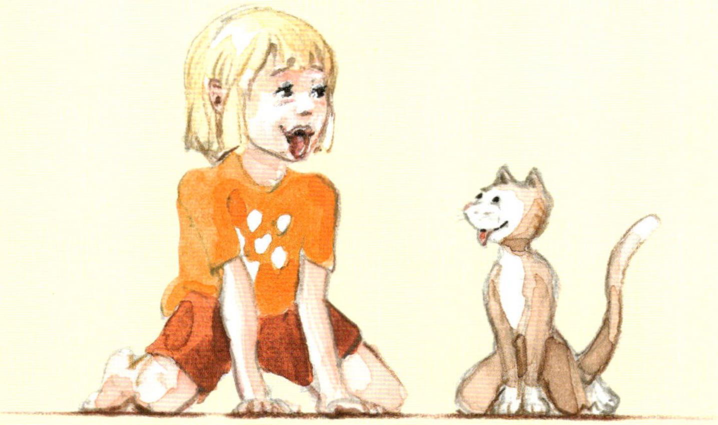

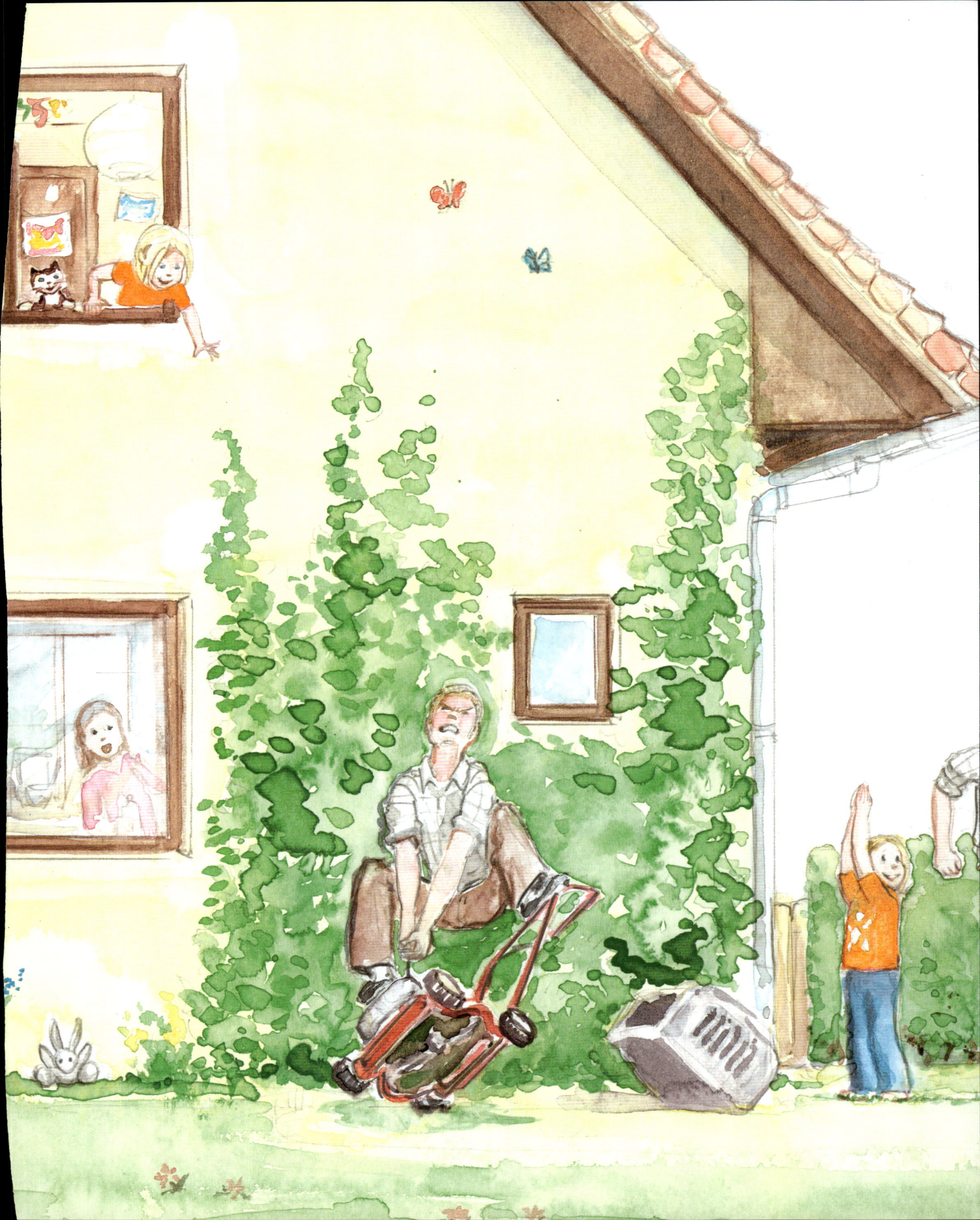

Gerade als sie mit der letzten Übung fertig waren, hörten sie einen lauten Schrei. Sinas Papa stand im Garten, fluchte und gab dem Rasenmäher einen kräftigen Tritt. «Papa, mach den Vulkan!», rief Sina aus dem Fenster und rannte blitzschnell die Treppe hinunter.

«Vulkan? Was denn für einen Vulkan?», grummelte Sinas Papa. «Siehst du denn nicht, dass ich was zu tun habe?» Aber davon ließ Sina sich nicht mehr einschüchtern. «Jetzt pass einmal auf», sagte sie streng. «Der Vulkan hilft, wenn man wütend ist!» Und dann machte sie ihm die Übung vor. Erst guckte Sinas Papa nur, aber nach einer Weile machte er tatsächlich mit. Und die beiden explodierten vor sich hin. So lange, bis sie lachen mussten.

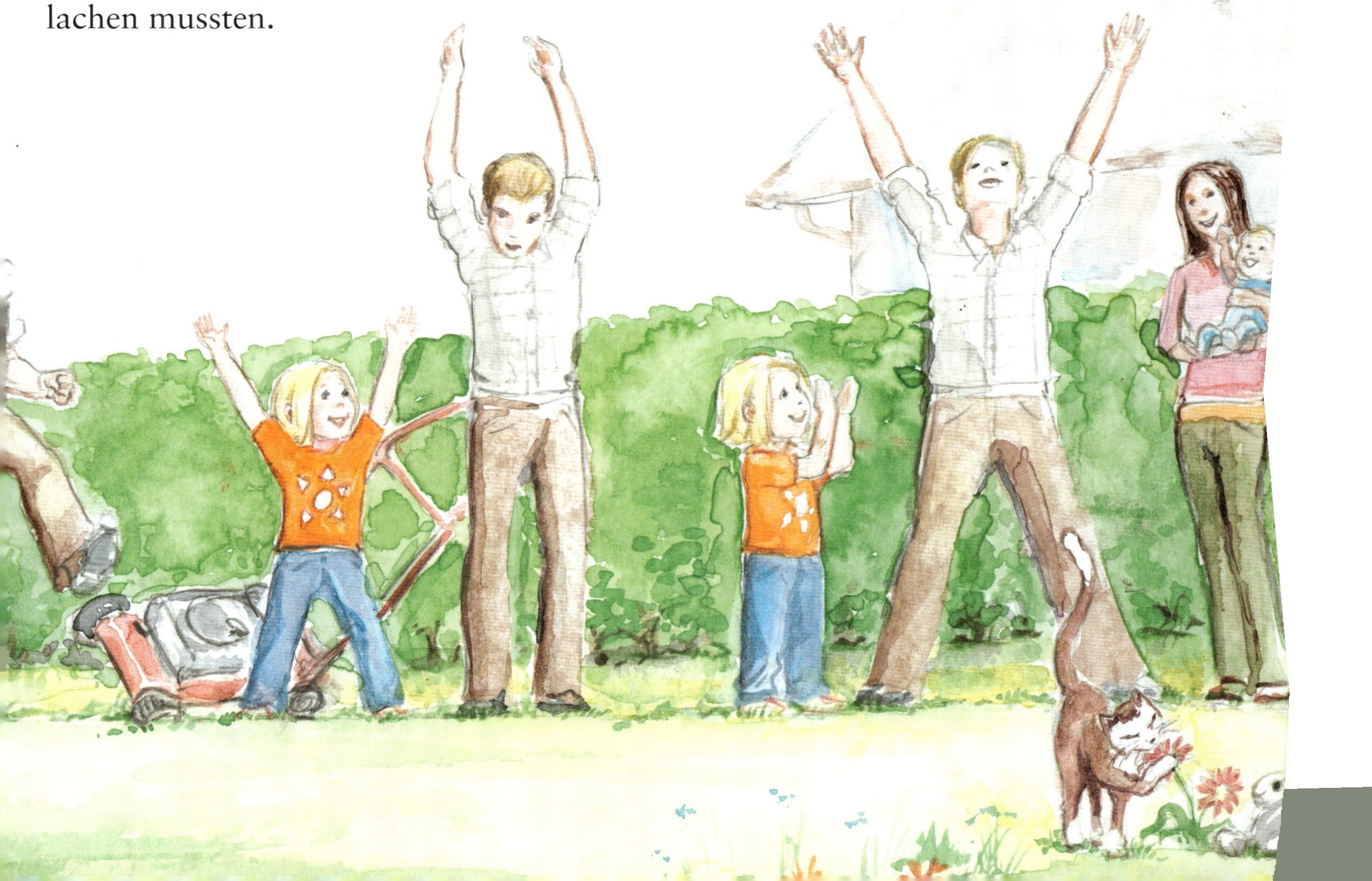

«Was macht ihr denn da?», fragte Sinas Mama, die dazugekommen war. «Och, bloß den Vulkan», sagte Sinas Papa schmunzelnd. Ihre Mama verstand das nicht so ganz. Aber dann fing auch sie an zu lachen. Denn sie hatte entdeckt, was hinten an Sinas Hose klebte: und zwar ein Bild. «Hoppla, das habe ich gar nicht bemerkt», rief Sina und rupfte es sich von der Hose.
«Das sieht ja aus wie moderne Kunst!», fand Sinas Mama, der das Bild ausgesprochen gut gefiel. «Wenn die wüssten», dachte Sina. Aber sie sagte nichts, lächelte nur und machte Brezel ein heimliches Zeichen.

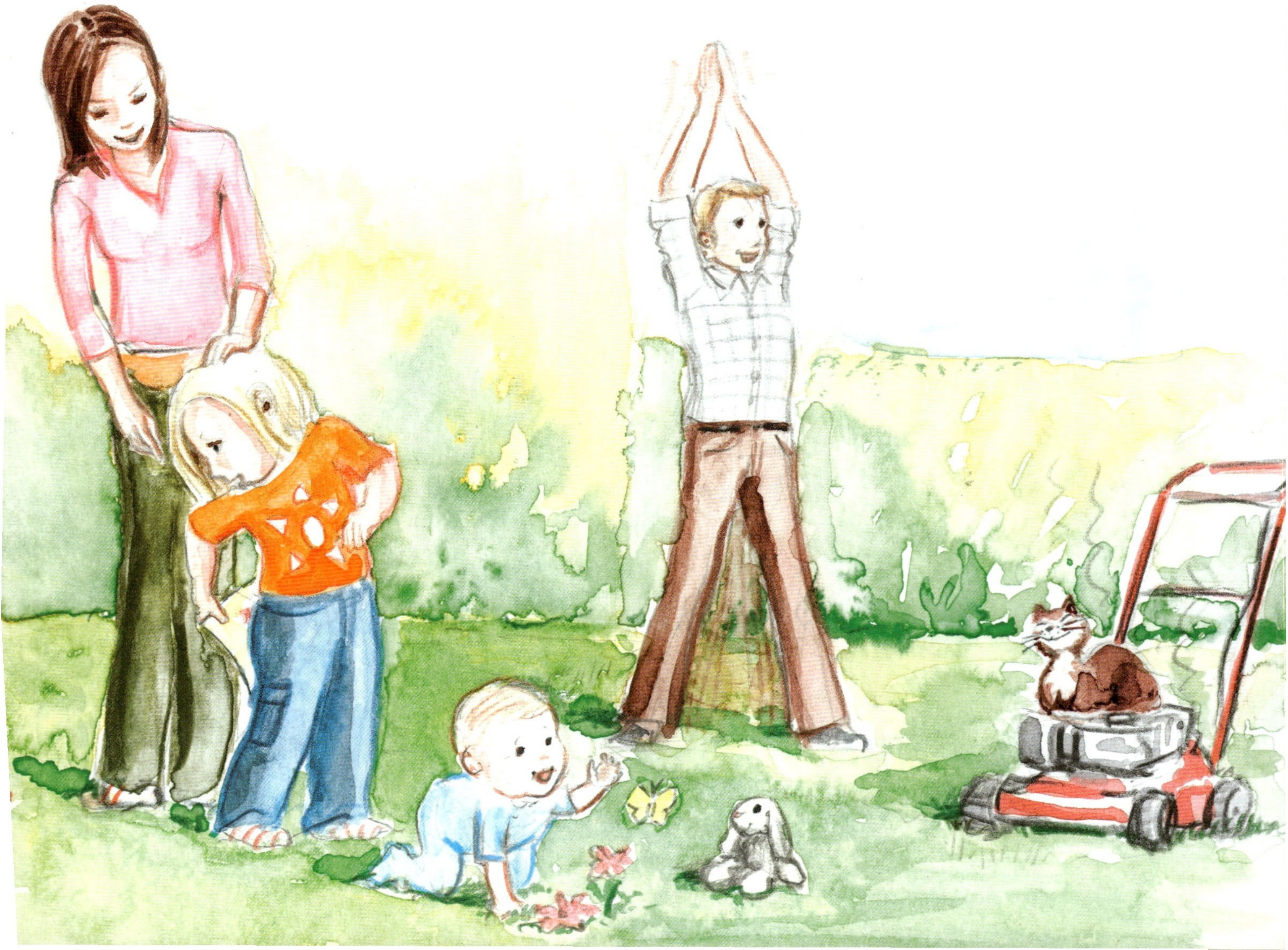

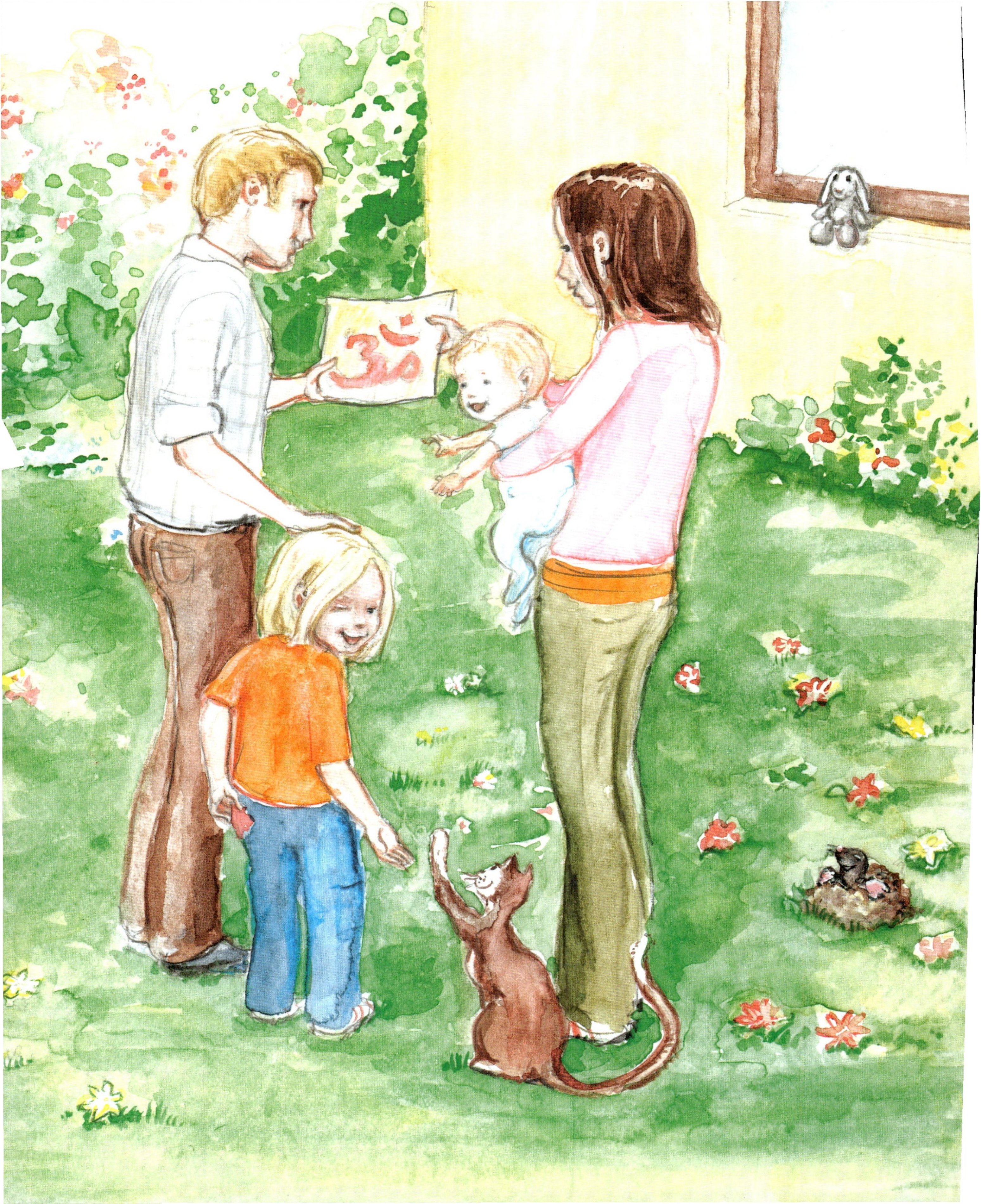

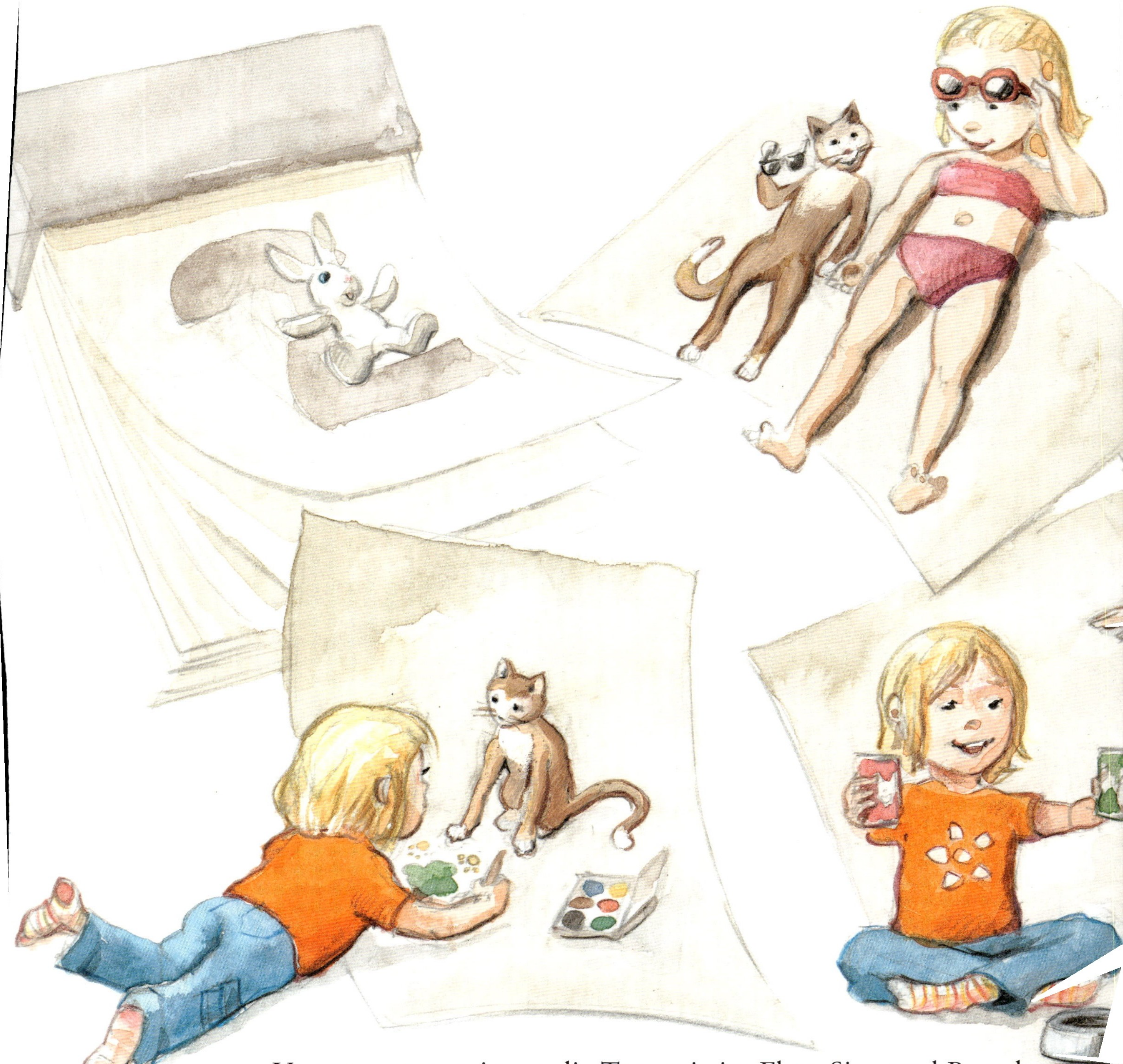

Von nun an vergingen die Tage wie im Flug. Sina und Brezel wurden immer dickere Freunde und Sina mit der Zeit eine richtige Yoga- und Verrenkungskünstlerin. Außerdem machte alles viel mehr Spaß, seit Brezel da war, fand Sina. Sogar Flöteüben und Zähneputzen.

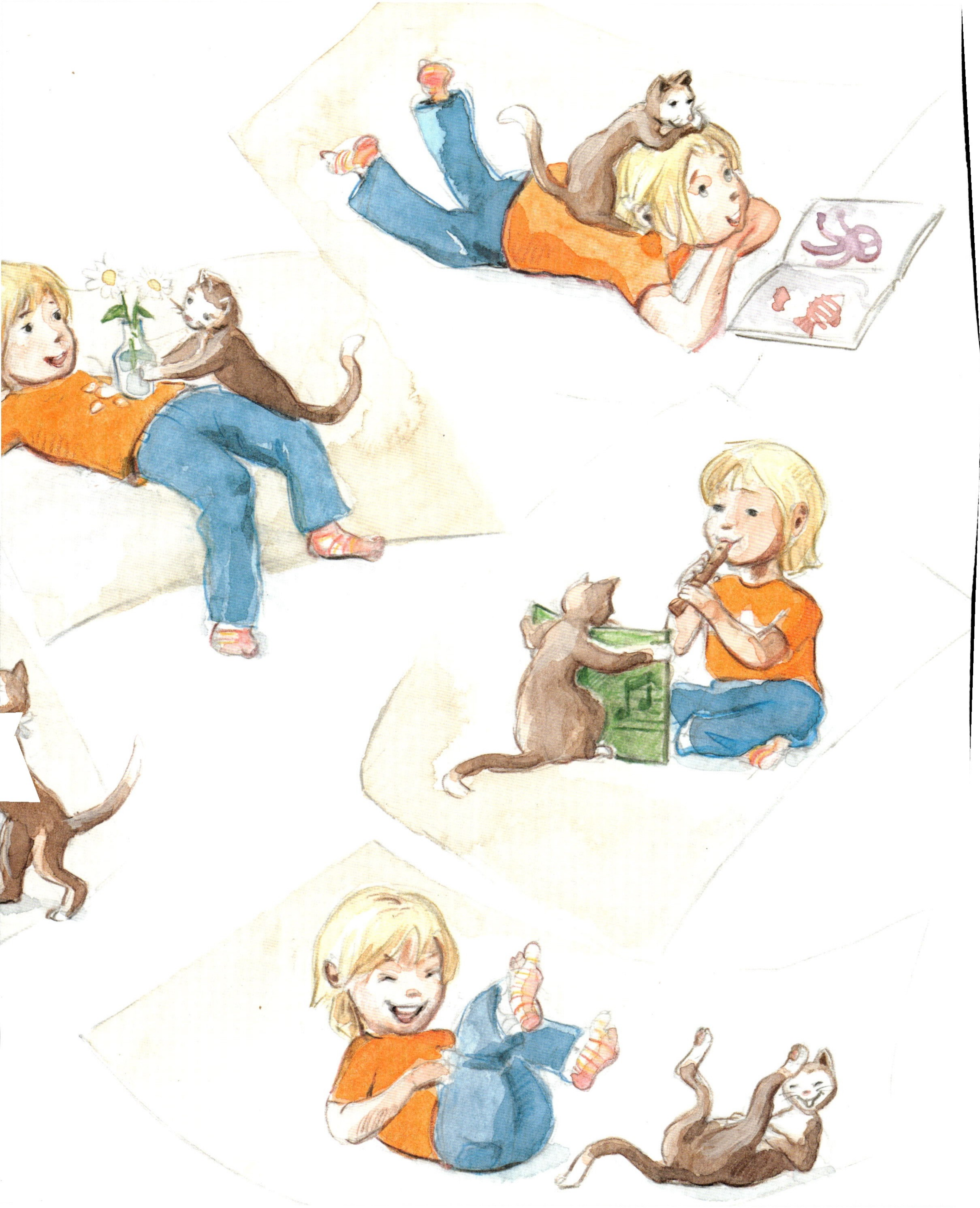

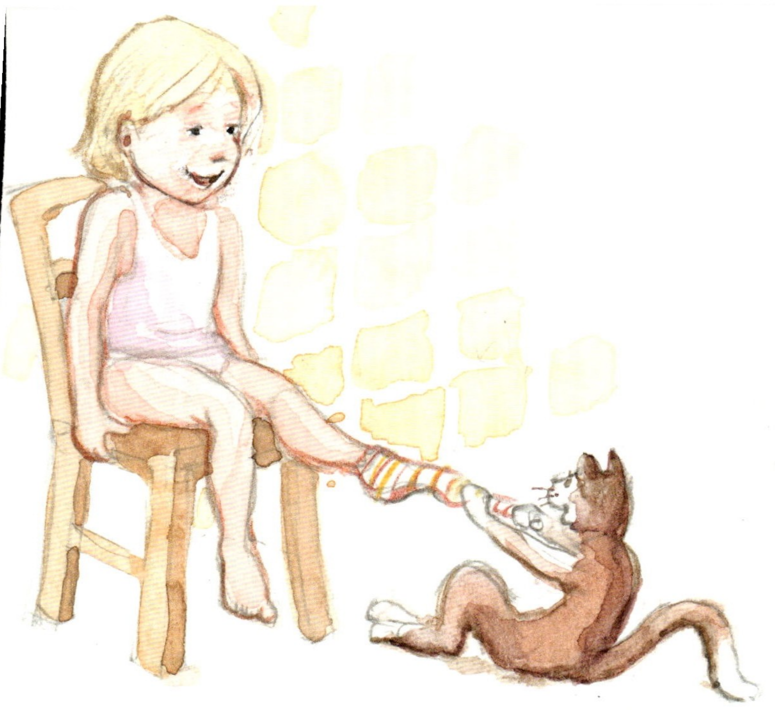

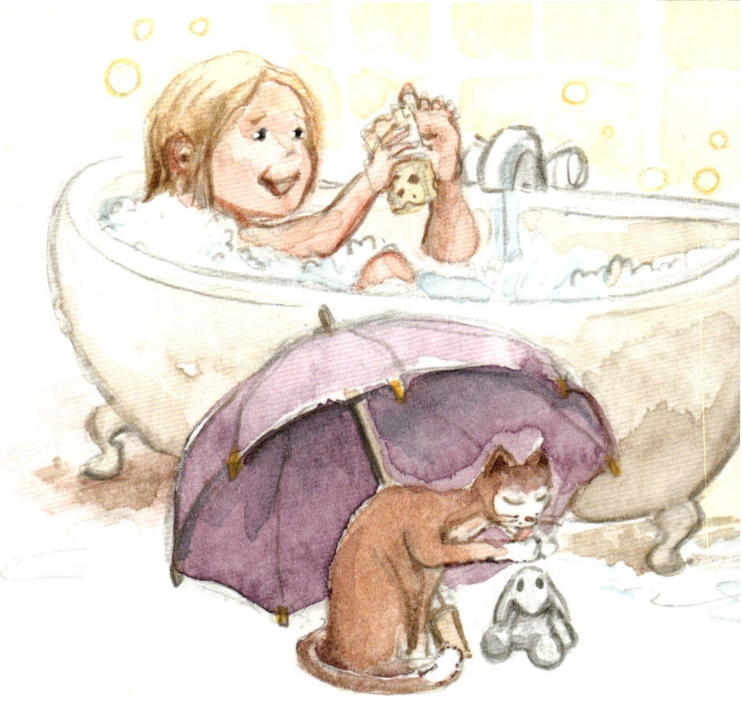

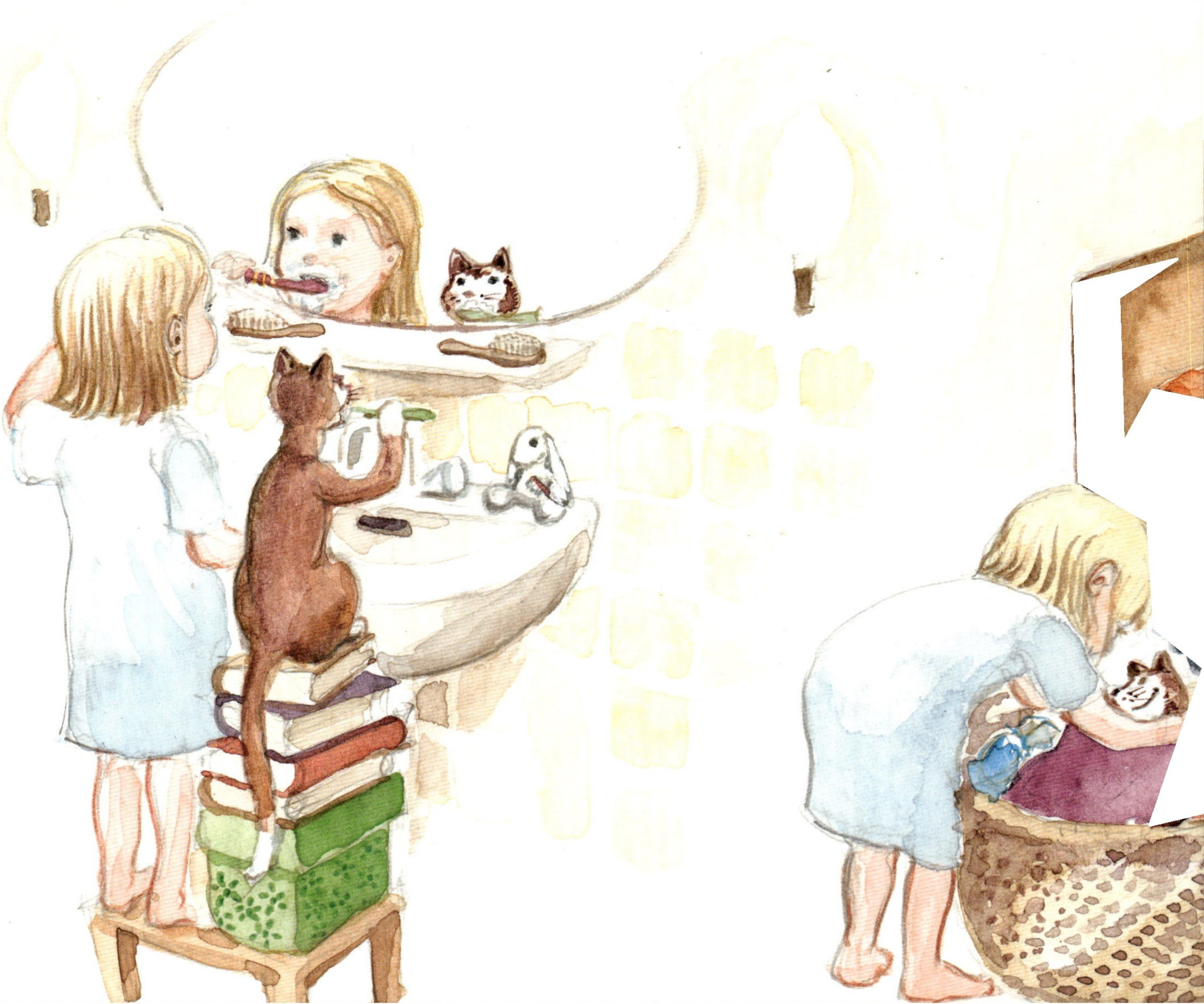

Eines Abends kam Sinas Mama zum Gute-Nacht-Sagen ins Zimmer. «Morgen kommt übrigens die Nachbarin zurück. Ich fürchte, dann muss Brezel wieder nach Hause», sagte Sinas Mama und sah selbst ein bisschen traurig aus. «Waas? Morgen schon?», stammelte Sina. Mit ihrer guten Laune war es vorbei, und schlafen konnte sie jetzt auch nicht mehr.

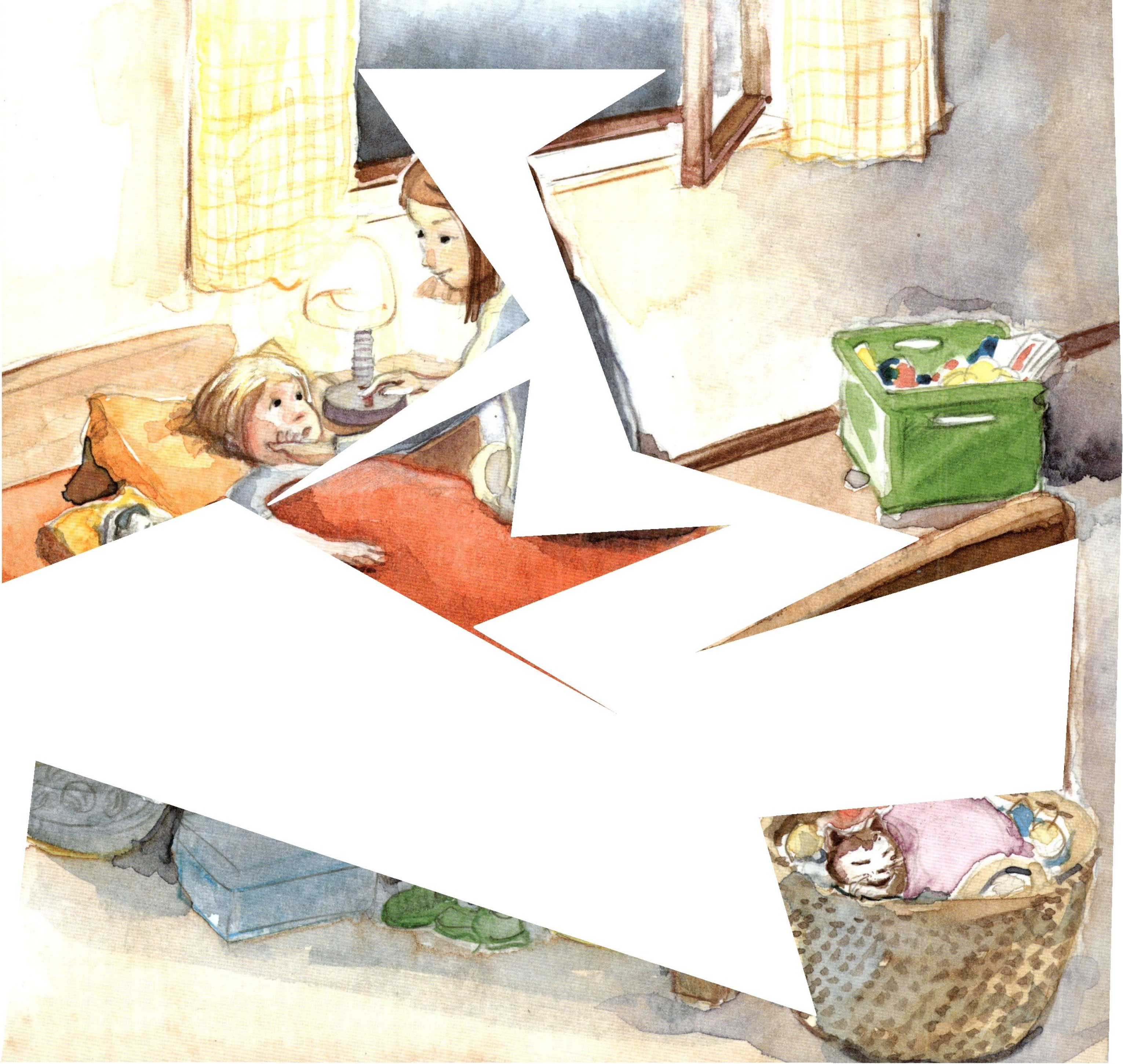

«Ich krieg kein Auge zu», flüsterte Sina. Aber aus dem Korb mit den Socken, in dem Brezel immer lag, war nur ein genüssliches Schnurren zu hören. Sie schlief schon längst.
Sina zählte Schafe und Wolken und Sterne. Aber nichts half.
«Brezel, ich kann nicht schlafen», sagte Sina mit trauriger Stimme. «Außerdem will ich nicht, dass du morgen gehst.»
Da wachte Brezel endlich auf und sprang zu Sina ins Bett. «Weißt du was? Yoga kann schlechte Gefühle in gute umwandeln», flüsterte Brezel. «Und außerdem, soll man vorm Einschlafen lieber an schöne Dinge denken, anstatt sich über morgen zu sorgen.»
Dann zeigte sie Sina, welche Übungen helfen, wenn man einfach nicht schlafen kann …

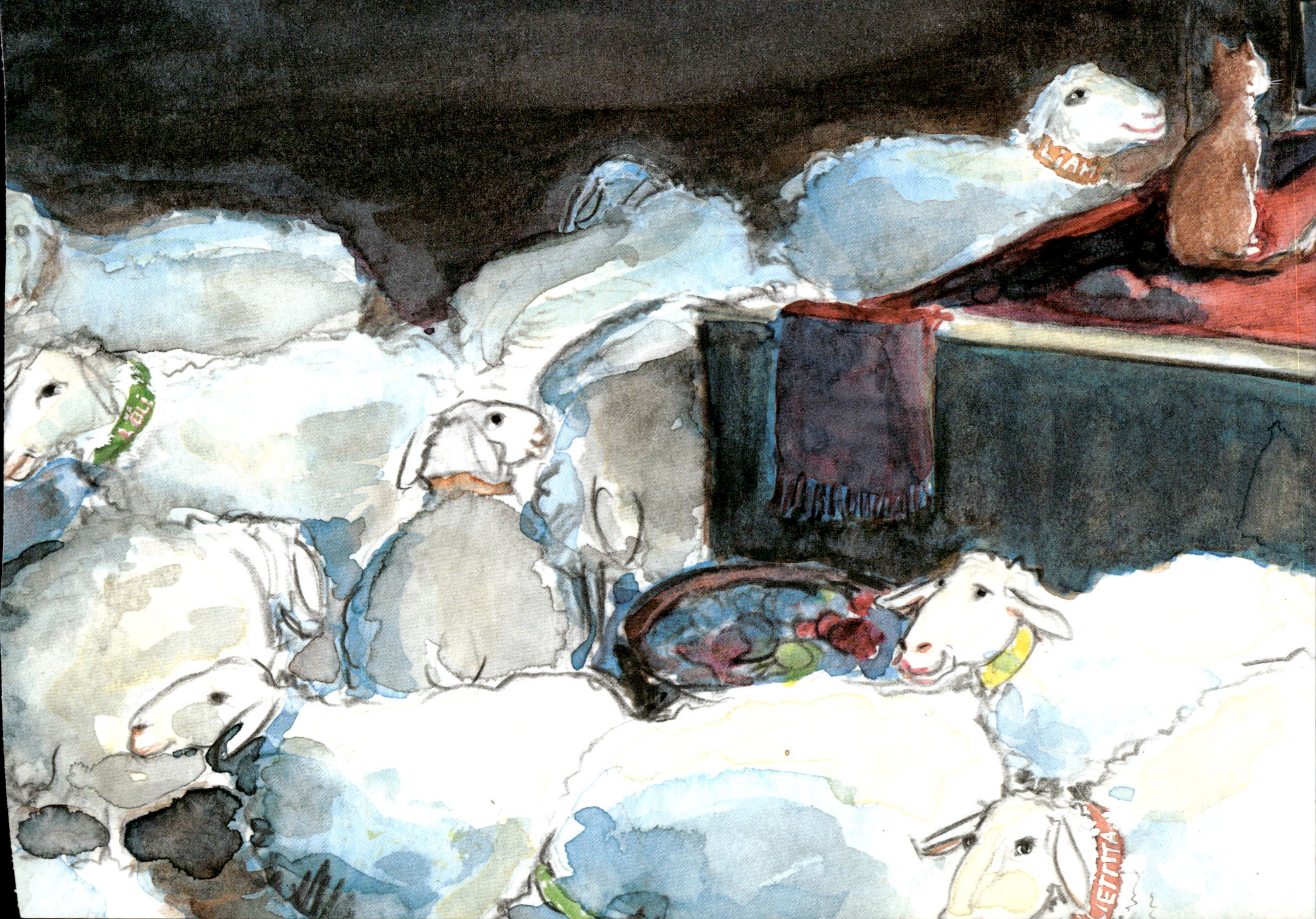

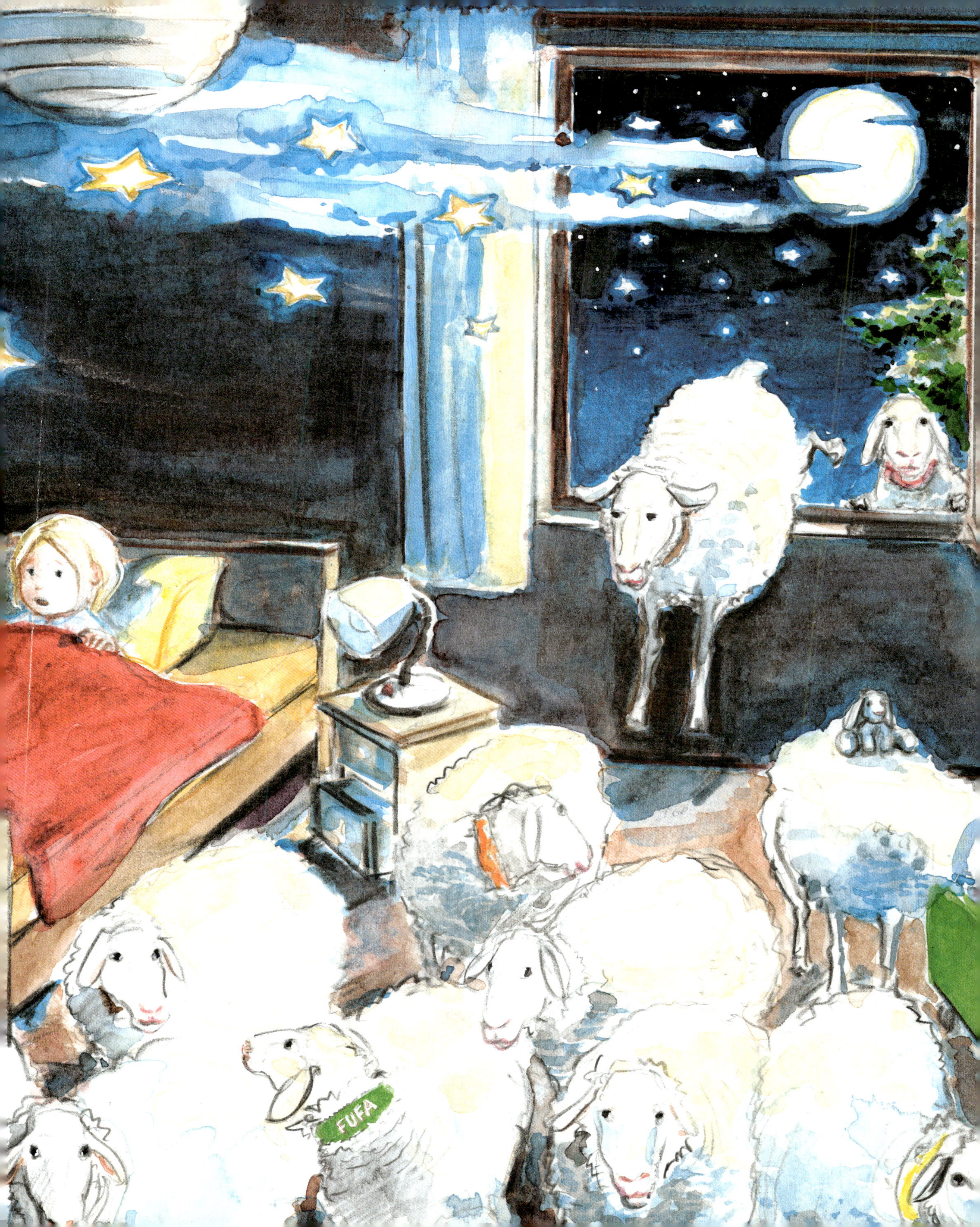
FUFA

Bauchwelle

«Oje, bin ich müde», murmelte Brezel. «Zum Schluss kommt noch die Bauchwelle und dann schlafen wir, ja?» – «In Ordnung», sagte Sina, die langsam auch ganz schön müde war.

«Leg dich auf den Rücken», sagte Brezel. «Die Arme liegen neben deinem Körper, und die Handflächen zeigen nach oben. Nimm deinen Hasen oder ein anderes Kuscheltier, setz es auf deinen Bauch und atme ganz langsam und tief durch die Nase ein und aus. So, dass dein Bauch sich beim Einatmen hebt und beim Ausatmen wieder senkt. Stell dir vor, dein Kuscheltier macht gerade einen Ausflug ans Meer und spielt in den Wellen. Wer den ganzen Tag badet, ist abends doch wohl hundemüde, oder?»

Psst. Sina war mitten in der Übung eingeschlafen. Und Brezel auch.

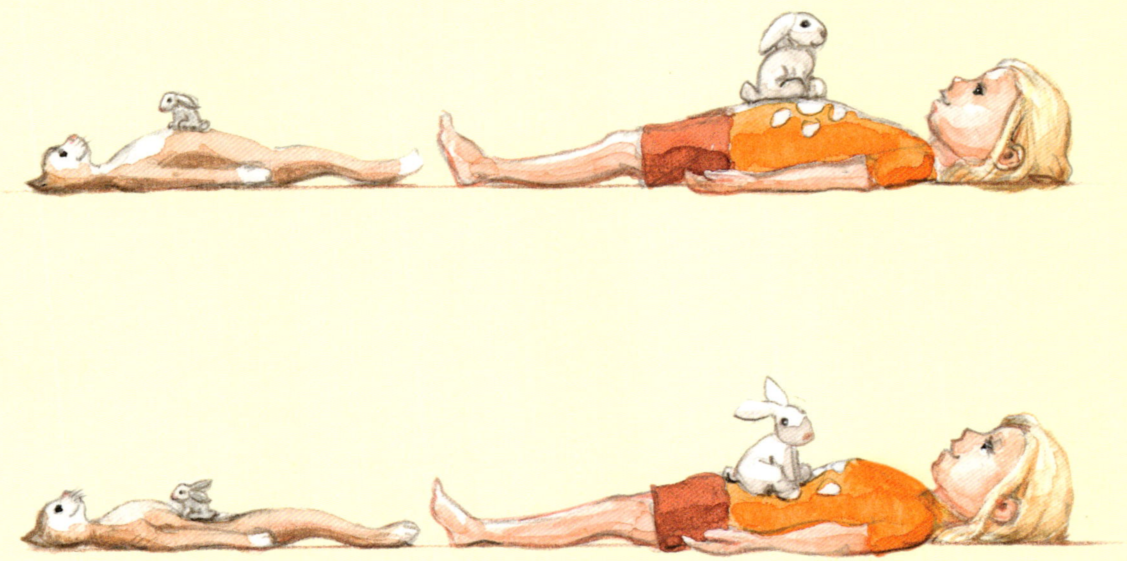

Zitronen-Zehen

«Mach die Augen zu und stell dir vor, dass du in eine furchtbar saure Zitrone beißt», sagte Brezel. «Ich nenne diese Übung Zitronen-Zehen. Du bleibst auf dem Rücken liegen, atmest ein, hältst die Luft an und spannst dabei deinen ganzen Körper so fest an, wie du nur kannst. Gesicht, Hände, Füße, Bauch, Beine, einfach alles. Zähl dabei langsam bis fünf und dann lass los. Merkst du, wie angenehm sich das hinterher anfühlt?»

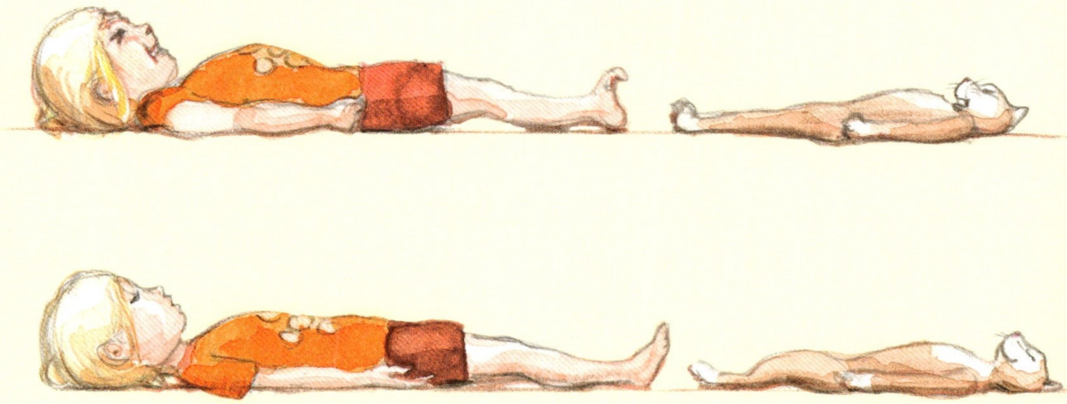

Hummelatmung

«Sssssssssss, jetzt kommt die Hummelatmung», sagte Brezel. «Setz dich in den Schneidersitz und halt dir mit den Daumen die Ohren zu. Mit den anderen Fingern umfasst du deinen Kopf. Dann schließt du die Augen und atmest tief durch die Nase ein. Fang beim Ausatmen einfach an zu summen – so lange, bis du vollständig ausgeatmet hast. Danach atmest du wieder ein und wiederholst die Übung, sooft wie du Lust hast. Merkst du, wie es in deinem Kopf kitzelt?»

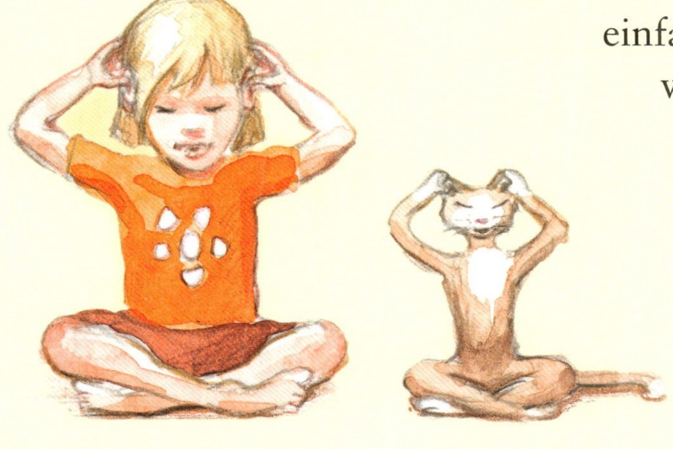

Am nächsten Morgen war Sina zwar ausgeschlafen, aber immer noch betrübt. «Ich bin so traurig, dass du gehst», seufzte sie.
«Aber wir sind doch jetzt Freunde, Sina», sagte Brezel. «Das heißt, ich bin immer für dich da, auch wenn ich wieder woanders wohne. Außerdem können wir uns doch besuchen.»
«Ja, aber trotzdem ...», sagte Sina.
«Weißt du, was meine Großmutter immer gesagt hat?», fragte Brezel.
«Wer den Blick für das Gute nicht verliert, findet immer einen Grund zur Freude und kann den Überraschungen im Leben mit offenem Herzen begegnen.»
Sina überlegte. «Eigentlich warst du ja auch eine Überraschung», sagte sie nach einer Weile.
«Genau», sagte Brezel. «Und überleg doch mal, wie toll das ist: Jetzt sind wir Freunde!»
Da hatte Brezel Recht, fand Sina. Und als es wenig später an der Tür klingelte, versuchte sie ganz tapfer zu sein.
«Lauf schon einmal runter, Brezel», sagte sie. «Ich packe nur noch deine Sachen zusammen und komme gleich nach.»

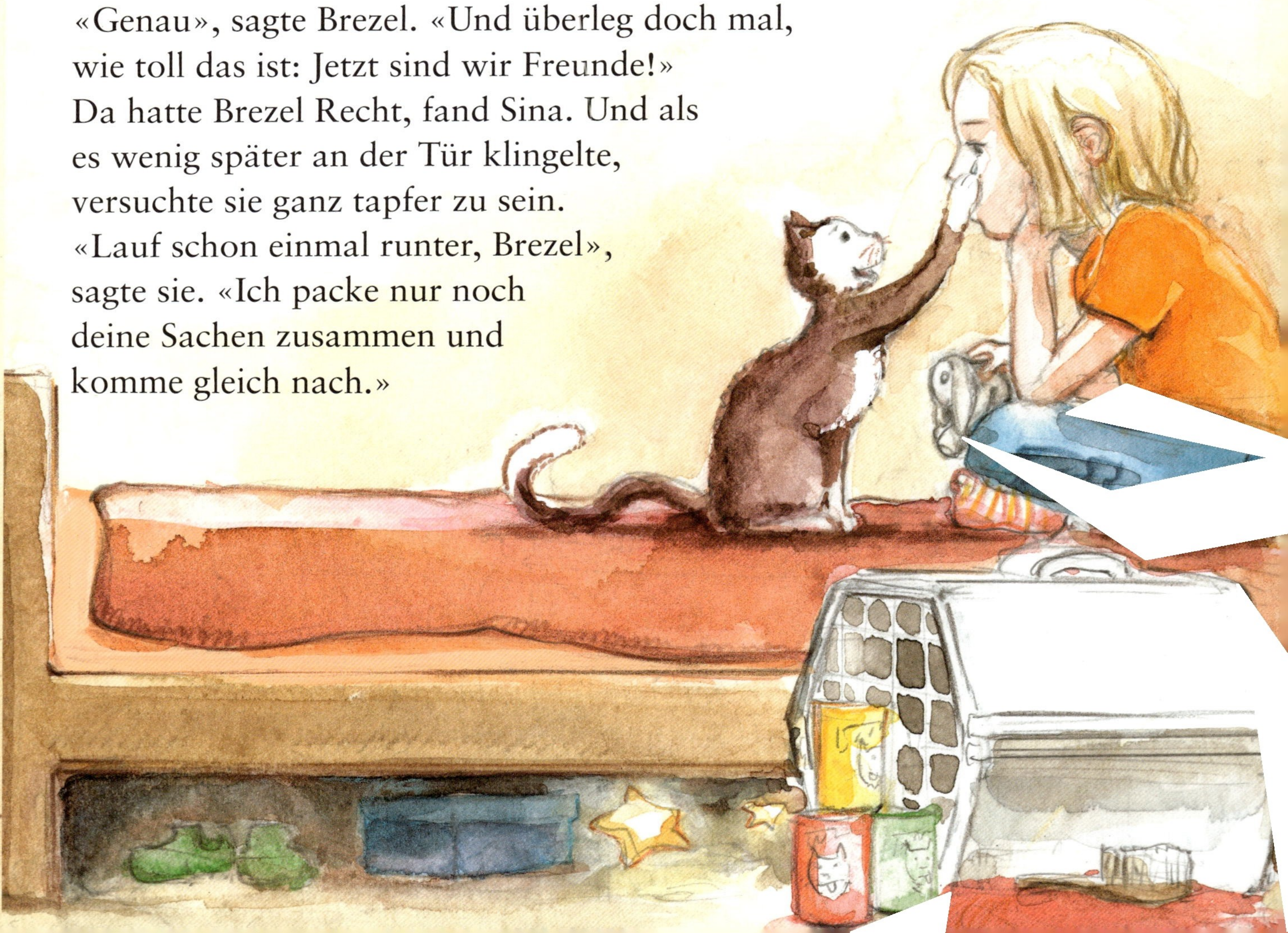

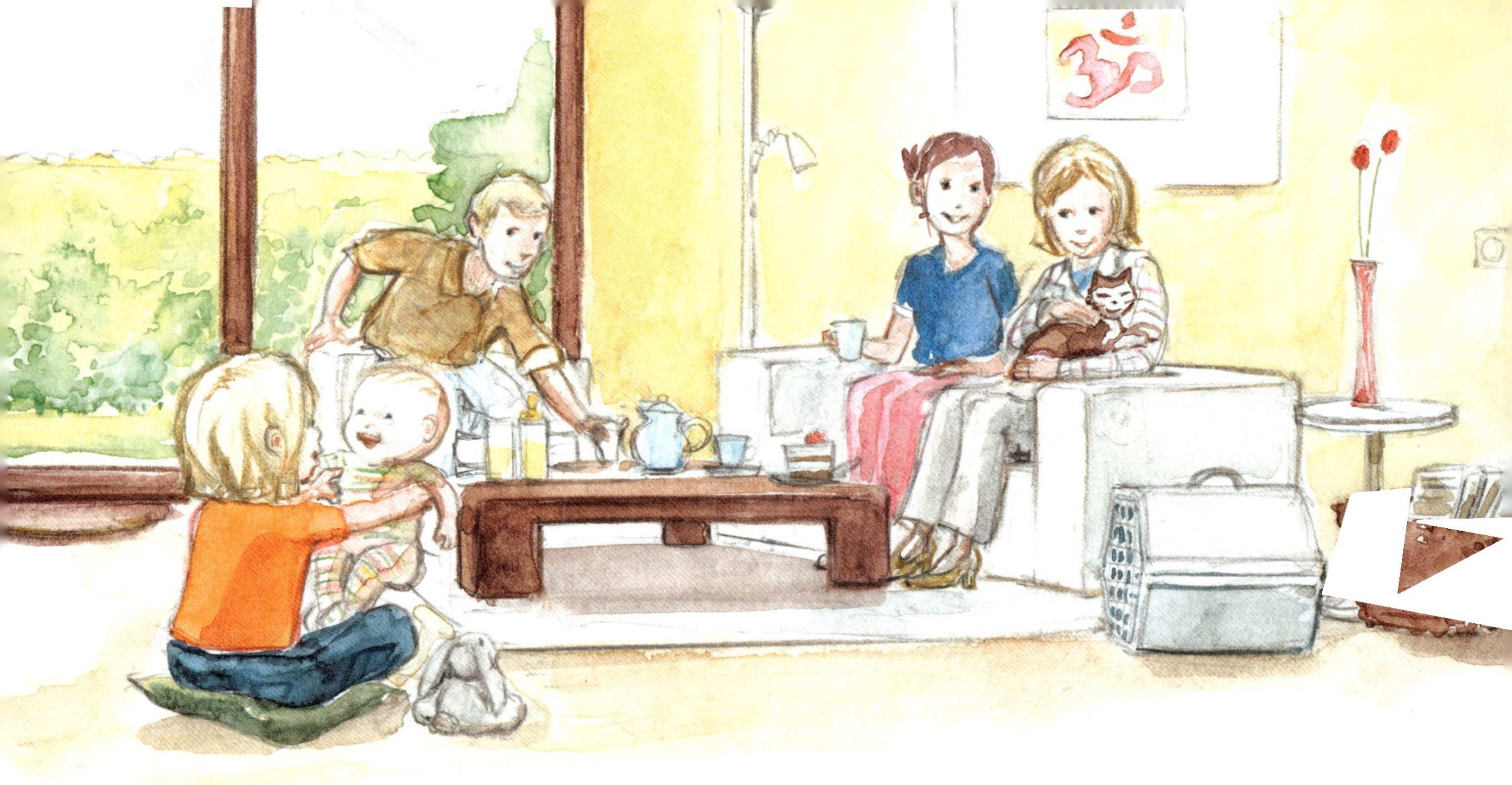

Als Sina nach einer Weile ins Wohnzimmer kam, saßen die Erwachsenen schon am Tisch und tranken Kaffee. Brezel hockte auf dem Schoß der Nachbarin.
«Sagen Sie, darf ich Brezel ab und zu besuchen?», fragte Sina leise.
«Nein», sagte die Nachbarin.
Sina hielt vor Schreck den Atem an.
«Brezel darf nämlich ganz bei dir bleiben», sagte die Nachbarin dann. «Ich habe einen neuen Job und muss in eine große Stadt umziehen. Dort wäre Brezel sicher unglücklich, weil sie immer drinnen bleiben müsste.»
Sie machte eine kleine Pause und streichelte der Katze zärtlich über den Rücken. «Ich habe mir schon so lange gewünscht, dass ich jemanden finde, der sich gut um Brezel kümmert. Jetzt glaube ich, dass es das Beste für sie ist, wenn sie bei dir bleibt.»

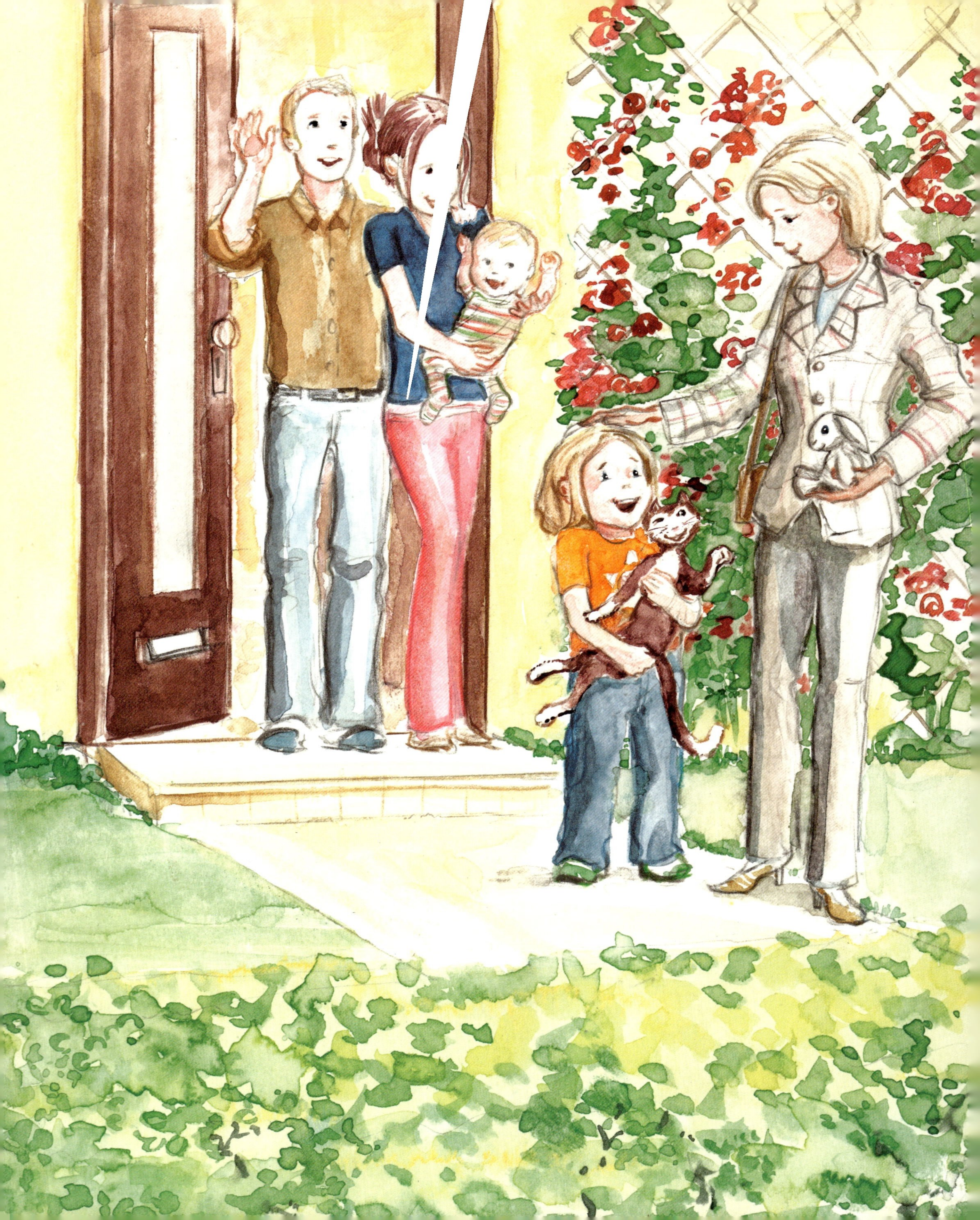

«Aber», stammelte Sina, die ihren Ohren nicht traute. «Ich bin doch noch zu klein für ein Haustier.»
«Das finden wir überhaupt nicht mehr. Du hast sehr gut auf Brezel aufgepasst», sagten Sinas Eltern gleichzeitig. Da machte Sina einen Freudentanz durch das ganze Wohnzimmer.

Und dann fiel ihr ein, was Brezel ihr kurz zuvor erklärt hatte: «Wer den Blick für das Gute nicht verliert, findet immer einen Grund zur Freude, wissen Sie!», sagte Sina zur Nachbarin. «Und Sie können Brezel doch jederzeit besuchen, Sie bleiben ja Freunde!»
«Stimmt», sagte die Nachbarin und lächelte. «Und außerdem bin ich sehr froh, so eine tolle Katzenmutter gefunden zu haben!»

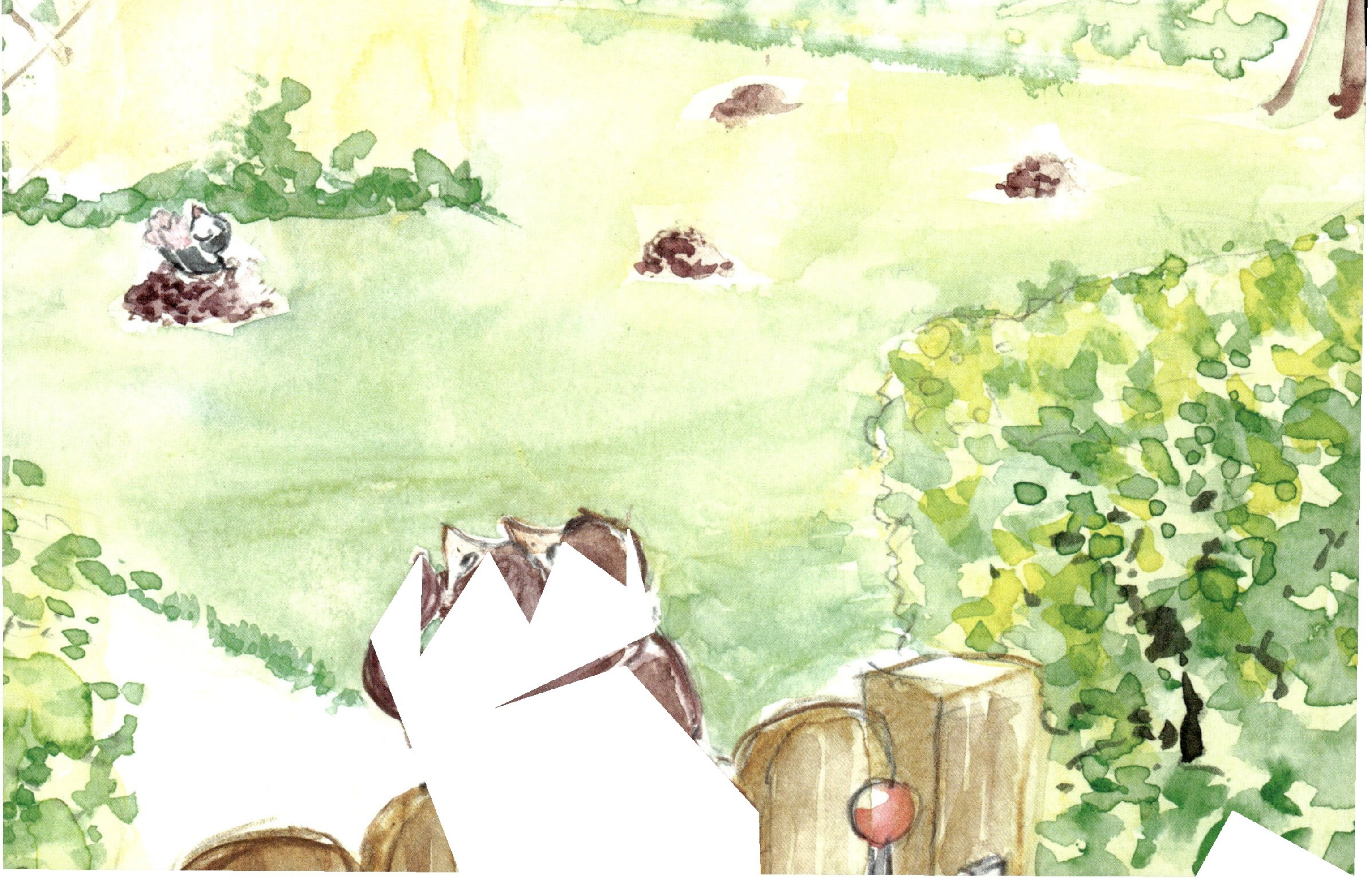

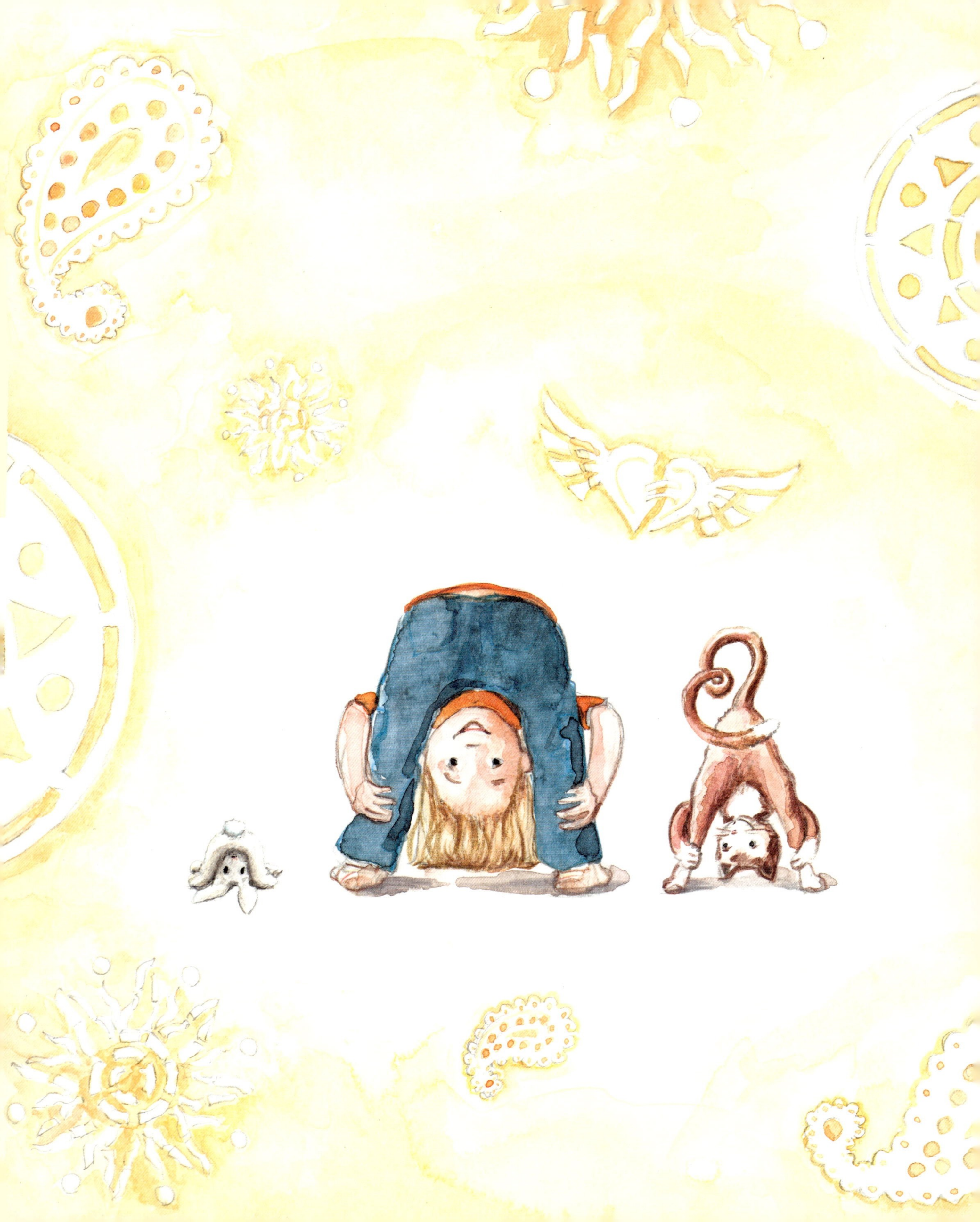

Ich danke

meiner wunderbaren Familie,
meinem Mann James, meinen Kindern
Christopher, Liam und natürlich Daniel.
Andrea Walter, die mit viel Geduld geholfen
hat, meine Gedanken in eine Form zu bringen.
Meinen «mallorquinischen» Freundinnen Kim Steeb und
Carde Reimerdes, die mich so tatkräftig unterstützt haben.
Dank an Sönke Hempel, der mir so gut den Rücken freihält, und an Andreas
Fünfgeld, der meine Öffentlichkeitsarbeit so weise und voraussehend leitet.
Danke meinen Bellybutton-Partnerinnen Astrid, Dana, Katja und Annette,
die mich immer unterstützen. Dank an meine beiden Lektorinnen Katharina
Naumann und Anne Bubenzer und meinen Verlag, der seine Türen für ein
ungewöhnliches Projekt geöffnet hat. Dank meinen mir so unsagbar wichtigen Freunden Sabrina, Maria, Doris, Kai, Markus, Sandra, Julie, Amy,
Angela, Patrizia, Isabell, Micky und Mon und alle anderen, die ich hier in
diesem Buch nicht nennen kann – und Dank an alle
Kinder, die während der Entstehungszeit
dieses Buches geduldig alle Übungen
gelernt haben und jetzt schon kleine
Yogis sind.

Von ganzem Herzen, Namasté
Ursula

Tipps für kleine Yogis

Jetzt willst du bestimmt auch die Übungen ausprobieren, die Brezel Sina gezeigt hat, oder? Ein paar Dinge solltest du beachten, bevor du loslegst:

Am besten übst du Yoga nicht mit vollem Bauch. Mit einem großen Teller Spaghetti im Magen kannst du dich nämlich nicht so gut bewegen. Ungefähr eine Stunde nach dem Essen bist du aber wieder yogafit, und es kann losgehen.

Zieh dir bequeme, leichte Sachen an, dann zwickt es nicht, wenn du die Übungen machst.

Achte immer auf deinen Atem! Bei fast allen Übungen atmest du durch die Nase ein und aus. Bloß nicht die Luft anhalten, sonst wirkt Yoga nicht so gut!

Such dir einen ruhigen, schönen Platz aus, an dem du Yoga machen kannst. Und wenn es warm genug ist, mach das Fenster auf. Frische Luft tut gut!

Wenn du irgendeine Übung noch nicht kannst, macht das überhaupt nichts. Probier sie einfach immer mal wieder aus – irgendwann klappt sie dann garantiert.

Nie vergessen: Beim Yoga geht es nicht darum, der Erste, Beste oder Schnellste zu sein, sondern nur darum, du selbst zu sein!

Wut

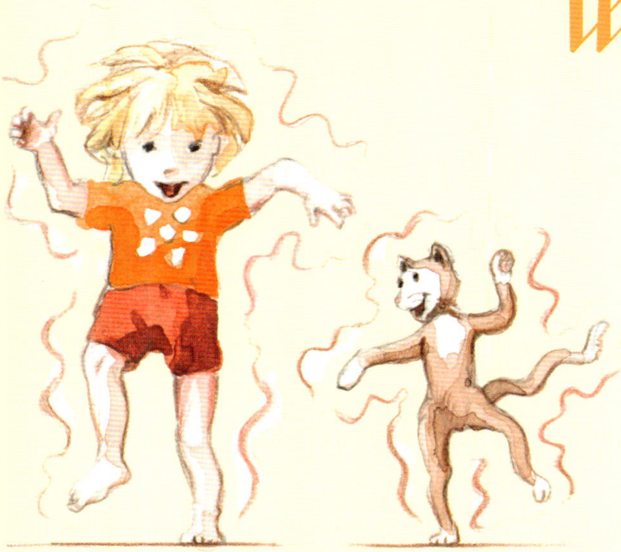

Durchschütteln

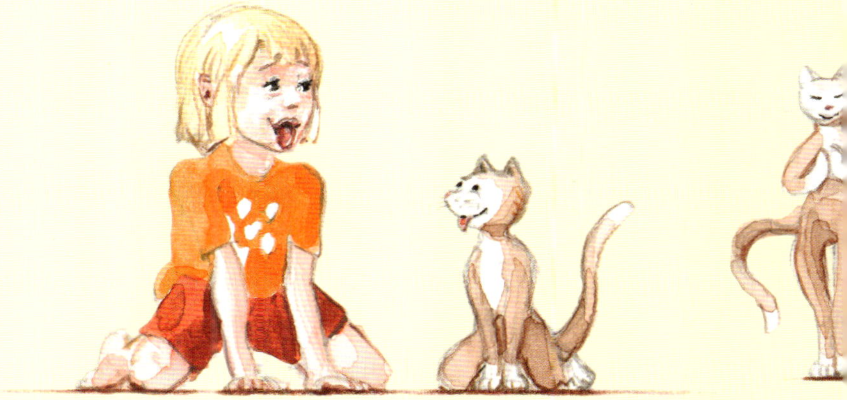

Der Löwe

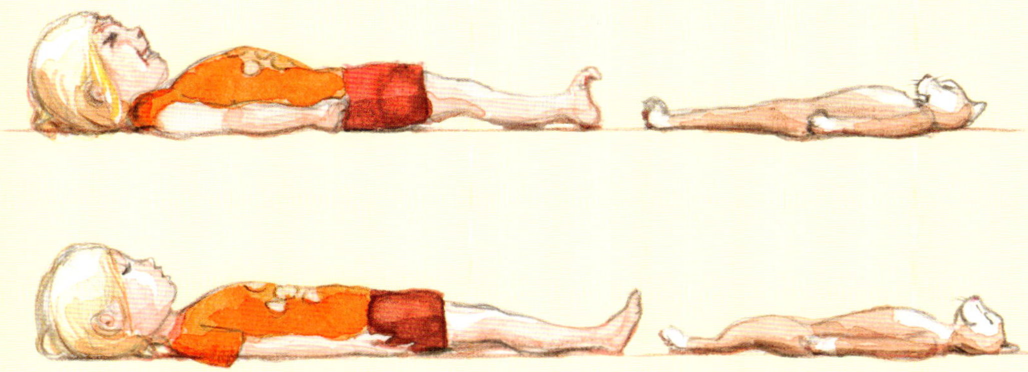

Zitronen-Zehen

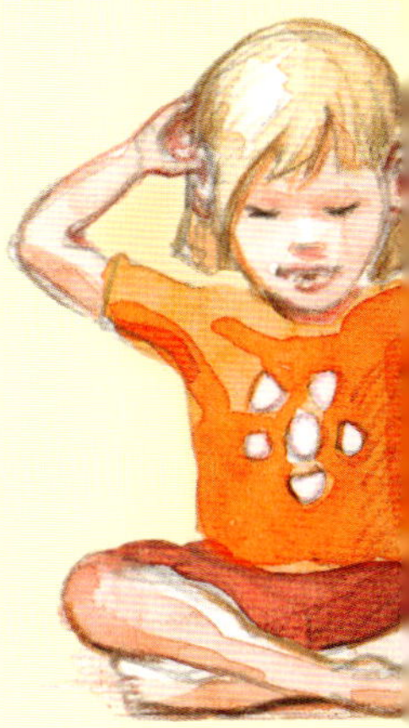

Hum

Konzentration

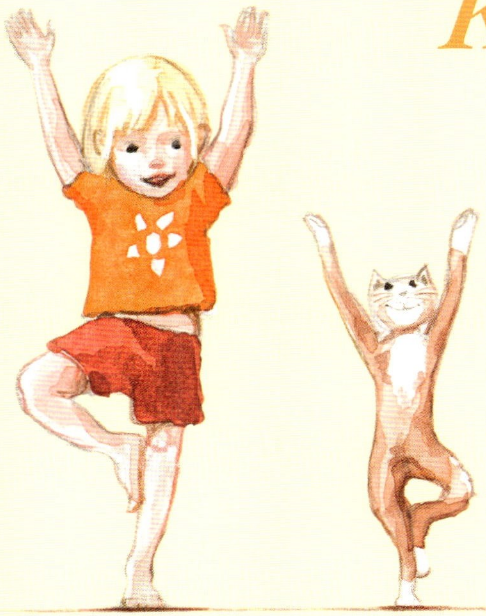

Der Baum

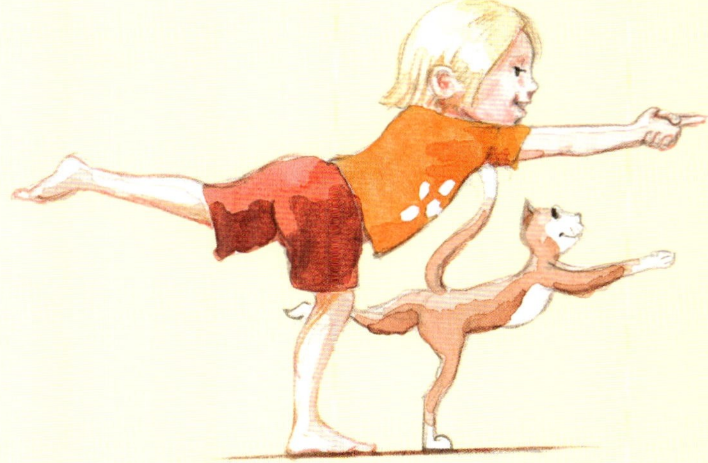

Der dritte Krieger

Selbstvertr

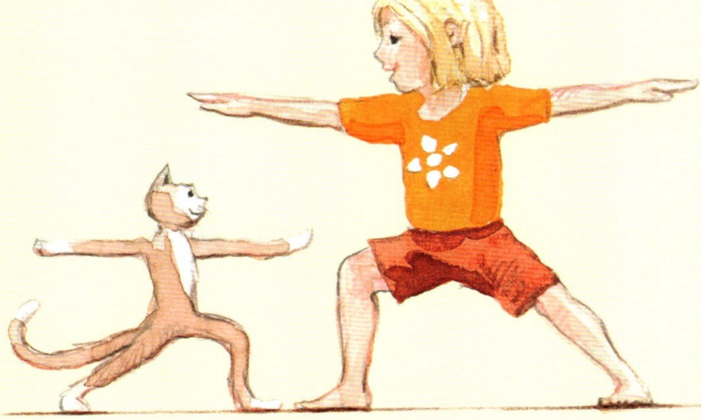

Der zweite Krieger

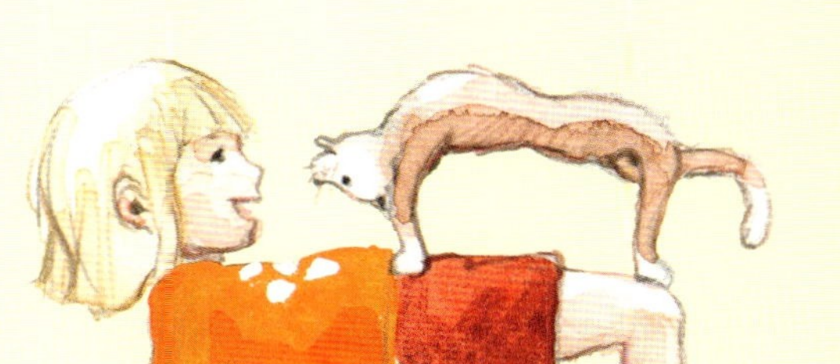

Der Tisch